Kohlhammer

Der Autor

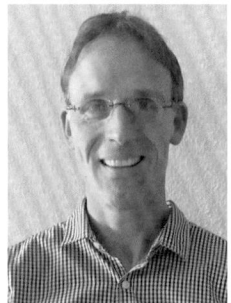

Friedhelm Henke aus Anröchte-Berge, Jahrgang 1967, ist Gesundheits- und Krankenpfleger, Lehrer für Pflegeberufe, Fachbuchautor und als Dozent in der Aus-, Fort- und Weiterbildung tätig.

E-Mail: Friedhelm.Henke@gmx.de
Internet: www.menschenpflege.de

Weitere Veröffentlichungen von Friedhelm Henke im Verlag W. Kohlhammer:

Friedhelm Henke (2021): Formulierungshilfen zur Pflegeplanung. Dokumentation der Pflege und Betreuung gemäß Pflegeprozess nach ATL, ABEDL, SIS, Expertenstandards, QPR-Indikatoren und BI des MDK, 10., erweiterte und überarbeitete Auflage, ISBN 978-3-17-039414-8

Friedhelm Henke (2021): Arbeitsbuch für die zusätzliche Betreuungskraft. Aktivierung, Demenzbetreuung und Alltagsbegleitung – Qualifizierung gemäß § 43b und § 53c SGB XI, 4., aktualisierte Auflage, ISBN 978-3-17-039408-7

Friedhelm Henke (2021): SIS®-Planungshilfe. Nach Expertenstandards, MDK-Kriterien des neuen BI und Indikatoren der QPR, 2., erweiterte und überarbeitete Auflage, ISBN 978-3-17-041290-3

Friedhelm Henke (2020): Ausbildungsnachweis Pflegefachfrau/Pflegefachmann. Theorie und Praxis gemäß PflAPrV, 2., erweiterte und überarbeitete Auflage, ISBN 978-3-17-039576-3

Friedhelm Henke; Christian Horstmann (2019): Pflegeplanung exakt formuliert und korrigiert. Praktische Arbeitshilfen für Lehrende und Lernende, 5., erweiterte und aktualisierte Auflage, ISBN 978-3-17-0 37130-9

Friedhelm Henke (2017): Formulierungshilfen zur Pflegeplanung. Dokumentation der Pflege und Betreuung nach ATL, ABEDL und entbürokratisierten SIS-Themenfeldern mit Hinweisen aus Expertenstandards, NBA und MDK-Richtlinien, 9., überarb. und erw. Auflage, ISBN 978-3-17-032833-4

Friedhelm Henke (2011): Lernfelder der Altenpflege. Fallorientiertes Wissen in Frage und Antwort, 2., überarb. und erw. Auflage, ISBN 978-3-17-021740-9

Friedhelm Henke; Christian Horstmann (2008): Pflegekniffe von A–Z. Pflegefehler erfolgreich vermeiden, ISBN 978-3-17-020048-7

In Erinnerung an Mia

Friedhelm Henke

Ausbildungsnachweis Pflegefachassistenz, Pflegeassistenz und Pflegehilfe

Lern- und Kompetenzkompass –
bundesweit einsetzbar

Verlag W. Kohlhammer

Dieses Werk einschließlich aller seiner Teile ist urheberrechtlich geschützt. Jede Verwendung außerhalb der engen Grenzen des Urheberrechts ist ohne Zustimmung des Verlags unzulässig und strafbar. Das gilt insbesondere für Vervielfältigungen, Übersetzungen, Mikroverfilmungen und für die Einspeicherung und Verarbeitung in elektronischen Systemen.

Die Wiedergabe von Warenbezeichnungen, Handelsnamen und sonstigen Kennzeichen in diesem Buch berechtigt nicht zu der Annahme, dass diese von jedermann frei benutzt werden dürfen. Vielmehr kann es sich auch dann um eingetragene Warenzeichen oder sonstige geschützte Kennzeichen handeln, wenn sie nicht eigens als solche gekennzeichnet sind.

Es konnten nicht alle Rechtsinhaber von Abbildungen ermittelt werden. Sollte dem Verlag gegenüber der Nachweis der Rechtsinhaberschaft geführt werden, wird das branchenübliche Honorar nachträglich gezahlt.

Dieses Werk enthält Hinweise/Links zu externen Websites Dritter, auf deren Inhalt der Verlag keinen Einfluss hat und die der Haftung der jeweiligen Seitenanbieter oder -betreiber unterliegen. Zum Zeitpunkt der Verlinkung wurden die externen Websites auf mögliche Rechtsverstöße überprüft und dabei keine Rechtsverletzung festgestellt. Ohne konkrete Hinweise auf eine solche Rechtsverletzung ist eine permanente inhaltliche Kontrolle der verlinkten Seiten nicht zumutbar. Sollten jedoch Rechtsverletzungen bekannt werden, werden die betroffenen externen Links soweit möglich unverzüglich entfernt.

Grundsätzlich unterliegen die Inhalte dieses Werkes dem allgemeinen Copyright der W. Kohlhammer GmbH. Daraus folgt, dass eine Vervielfältigung des Werkes unzulässig ist, insbesondere, wenn eine solche mit dem Ziel erfolgt, dass das Werk von mehreren Personen genutzt werden soll.

Für eine Institution wie z. B. eine Krankenpflegeschule bedeutet oben Gesagtes: Jede(r) Auszubildende(r) benötigt sein eigenes, persönliches – selbst oder durch die Institution erworbenes – Heft. Die Vervielfältigung des Heftes zugunsten mehrerer Auszubildenden verstößt gegen das Copyright der W. Kohlhammer GmbH und ist nicht erlaubt.

1. Auflage 2022

Alle Rechte vorbehalten
© W. Kohlhammer GmbH, Stuttgart
Gesamtherstellung: W. Kohlhammer GmbH, Stuttgart

Print:
ISBN 978-3-17-042398-5

E-Book-Formate:
pdf: ISBN 978-3-17-042399-2

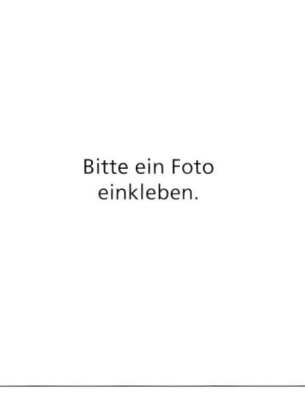

Bitte ein Foto einkleben.

Auszubildende*r:

_____
Name, Vorname

_____
_____
Anschrift

_____
Telefonnummer

_____
E-Mail-Adresse

Pflegeschule:

_____
Handzeichen und Namen der Praxisbegleiter*innen

_____
_____
Anschrift der Pflegeschule

_____
Telefonnummer

_____
E-Mail-Adresse

Die*Der Auszubildende ist für die regelmäßige Dokumentation der theoretischen und praktischen Ausbildungsinhalte verantwortlich. Bei jeder Reflexion der praktischen Ausbildung hat der*die Auszubildende dieses Nachweisheft der Praxisanleitung bzw. -begleitung unaufgefordert vorzulegen.

Inhalt

1	Nachweis der theoretischen und praktischen Ausbildungsphasen	9
2	Erfordernis des Ausbildungsnachweises	12
3	Themen-/Kompetenzbereiche	13
4	Benutzerhinweise für die Auszubildenden	14
5	Benutzerhinweise für die Praxisanleitung/-begleitung	15
6	Objektive und konstruktive Beurteilung	18
7	Einarbeitungsplan und -nachweis	19
8	Lernkompass	21
9	**Kompetenzkompass inkl. Gesprächsprotokollen und Beurteilungen**	**38**
	Orientierungs- und Entwicklungsgespräch des 1. Praktikums	38
	Kompetenzkompass für das 1. Praktikum	39
	Kompetenzscheiben des 1. Praktikums	42
	Beurteilung des 1. Praktikums	44
	Orientierungs- und Entwicklungsgespräch des 2. Praktikums	48
	Kompetenzkompass für das 2. Praktikum	49
	Kompetenzscheiben des 2. Praktikums	52
	Beurteilung des 2. Praktikums	54
	Orientierungs- und Entwicklungsgespräch des 3. Praktikums	58
	Kompetenzkompass für das 3. Praktikum	59
	Kompetenzscheiben des 3. Praktikums	62
	Beurteilung des 3. Praktikums	64
	Orientierungs- und Entwicklungsgespräch des 4. Praktikums	68
	Kompetenzkompass für das 4. Praktikum	69
	Kompetenzscheiben des 4. Praktikums	72
	Beurteilung des 4. Praktikums	74
	Orientierungs- und Entwicklungsgespräch des 5. Praktikums	78
	Kompetenzkompass für das 5. Praktikum	79
	Kompetenzscheiben des 5. Praktikums	82
	Beurteilung des 5. Praktikums	84
	Orientierungs- und Entwicklungsgespräch des 6. Praktikums	88
	Kompetenzkompass für das 6. Praktikum	89
	Kompetenzscheiben des 6. Praktikums	92
	Beurteilung des 6. Praktikums	94

1   Nachweis der theoretischen und praktischen Ausbildungsphasen

von: _____
      Vor- und Nachname der*des Auszubildenden

---

1. Theoretische Ausbildungsphase vom _____ bis _____

Anzahl der Fehltage in dieser Ausbildungsphase: _____ *Tag/e. Davon ist/sind* _____ *Tag/e unentschuldigt.*

_____   Stempel der Pflegeschule
Name der zuständigen Lehrkraft/Praxisbegleitung der Pflegeschule

_____
Handzeichen u. Unterschrift der zuständigen Lehrkraft/Praxisbegleitung

---

1. Praktische Ausbildungsphase vom vom _____ bis _____

Bereich: _____

Anzahl der Fehltage in dieser Ausbildungsphase: _____ *Tag/e. Davon ist/sind* _____ *Tag/e unentschuldigt.*

_____   Stempel der Pflegeeinrichtung
Name der Praxisanleitung der Pflegeeinrichtung

_____
Handzeichen und Unterschrift der Praxisanleitung der Pflegeeinrichtung

---

2. Theoretische Ausbildungsphase vom _____ bis _____

Anzahl der Fehltage in dieser Ausbildungsphase: _____ *Tag/e. Davon ist/sind* _____ *Tag/e unentschuldigt.*

_____   Stempel der Pflegeschule
Name der zuständigen Lehrkraft/Praxisbegleitung der Pflegeschule

_____
Handzeichen u. Unterschrift der zuständigen Lehrkraft/Praxisbegleitung

---

2. Praktische Ausbildungsphase vom vom _____ bis _____

Bereich: _____

Anzahl der Fehltage in dieser Ausbildungsphase: _____ *Tag/e. Davon ist/sind* _____ *Tag/e unentschuldigt.*

_____   Stempel der Pflegeeinrichtung
Name der Praxisanleitung der Pflegeeinrichtung

_____
Handzeichen und Unterschrift der Praxisanleitung der Pflegeeinrichtung

3. Theoretische Ausbildungsphase   vom _____ bis _____

Anzahl der Fehltage in dieser Ausbildungsphase: _____ *Tag/e. Davon ist/sind* _____ *Tag/e unentschuldigt.*

Stempel der Pflegeschule

_____
Name der zuständigen Lehrkraft/Praxisbegleitung der Pflegeschule

_____
Handzeichen u. Unterschrift der zuständigen Lehrkraft/Praxisbegleitung

---

3. Praktische Ausbildungsphase vom   vom _____ bis _____

Bereich: _____

Anzahl der Fehltage in dieser Ausbildungsphase: _____ *Tag/e. Davon ist/sind* _____ *Tag/e unentschuldigt.*

Stempel der Pflegeeinrichtung

_____
Name der Praxisanleitung der Pflegeeinrichtung

_____
Handzeichen und Unterschrift der Praxisanleitung der Pflegeeinrichtung

---

4. Theoretische Ausbildungsphase   vom _____ bis _____

Anzahl der Fehltage in dieser Ausbildungsphase: _____ *Tag/e. Davon ist/sind* _____ *Tag/e unentschuldigt.*

Stempel der Pflegeschule

_____
Name der zuständigen Lehrkraft/Praxisbegleitung der Pflegeschule

_____
Handzeichen u. Unterschrift der zuständigen Lehrkraft/Praxisbegleitung

---

4. Praktische Ausbildungsphase vom   vom _____ bis _____

Bereich: _____

Anzahl der Fehltage in dieser Ausbildungsphase: _____ *Tag/e. Davon ist/sind* _____ *Tag/e unentschuldigt.*

Stempel der Pflegeeinrichtung

_____
Name der Praxisanleitung der Pflegeeinrichtung

_____
Handzeichen und Unterschrift der Praxisanleitung der Pflegeeinrichtung

---

5. Theoretische Ausbildungsphase   vom _____ bis _____

Anzahl der Fehltage in dieser Ausbildungsphase: _____ *Tag/e. Davon ist/sind* _____ *Tag/e unentschuldigt.*

Stempel der Pflegeschule

_____
Name der zuständigen Lehrkraft/Praxisbegleitung der Pflegeschule

_____
Handzeichen u. Unterschrift der zuständigen Lehrkraft/Praxisbegleitung

5. Praktische Ausbildungsphase vom vom _____ bis _____

Bereich: _____

Anzahl der Fehltage in dieser Ausbildungsphase: _____ *Tag/e. Davon ist/sind* _____ *Tag/e unentschuldigt.*

_____ Stempel der Pflegeeinrichtung
Name der Praxisanleitung der Pflegeeinrichtung

_____
Handzeichen und Unterschrift der Praxisanleitung der Pflegeeinrichtung

6. Theoretische Ausbildungsphase vom _____ bis _____

Anzahl der Fehltage in dieser Ausbildungsphase: _____ *Tag/e. Davon ist/sind* _____ *Tag/e unentschuldigt.*

_____ Stempel der Pflegeschule
Name der zuständigen Lehrkraft/Praxisbegleitung der Pflegeschule

_____
Handzeichen u. Unterschrift der zuständigen Lehrkraft/Praxisbegleitung

6. Praktische Ausbildungsphase vom vom _____ bis _____

Bereich: _____

Anzahl der Fehltage in dieser Ausbildungsphase: _____ *Tag/e. Davon ist/sind* _____ *Tag/e unentschuldigt.*

_____ Stempel der Pflegeeinrichtung
Name der Praxisanleitung der Pflegeeinrichtung

_____
Handzeichen und Unterschrift der Praxisanleitung der Pflegeeinrichtung

2 Erfordernis des Ausbildungsnachweises

Die ausbildenden Praxiseinrichtungen übernehmen die *Anleitungsfunktion*. Dabei sind den Lernenden entsprechende Beurteilungen auszustellen. Diese sollen Angaben über die Dauer der Praktika, die Ausbildungsbereiche, über die vermittelten Kenntnisse, die erworbenen Fähigkeiten und Fertigkeiten (▸ Kap. 8; Kap. 9) sowie über Anwesenheits- und Fehlzeiten (▸ Kap. 1) enthalten. Die Beurteilungen sind der Pflegeschule vorzulegen. Diese Zusammenstellung beinhaltet die *erforderliche Dokumentation* der theoretischen und praktischen Pflegeausbildung und dient insbesondere der wünschenswerten Verzahnung von Theorie und Praxis durch systematische Einarbeitung und Anleitung. Die Durchführung von *Orientierungs-, Entwicklungs- und Auswertungsgesprächen* ermöglicht eine kontinuierliche Konzentration auf den sukzessiven Lernerfolg während der gesamten praktischen Ausbildung. Eintragungen im Lernkompass mit Inhalten pflegerischer Assistenzhandlungen (▸ Kap. 9) machen neben der Lernortkooperation (zwischen Theorie/Schule und Praxis) und insbesondere dem Ausbildungsstand, die Entwicklung einer sukzessive gesteigerten Selbstreflexion sowie des zunehmenden Selbstvertrauens und der Professionalität der Auszubildenden deutlich. Hauptintention ist es dabei, stets auf eine multiplexe an aktuellen pflegewissenschaftlichen, berufspädagogischen sowie pflegedidaktischen Erkenntnissen orientierte Pflegesituationen zugeschnittene objektive Gesamtbeurteilung zu gewährleisten.

Zur kompetenzorientierten und objektiven Gesamtbeurteilung können Kompetenzscheiben zum Eigen- oder Fremdfeedback sowie Nachweise und Beurteilungen erfolgen. Diese sind den Rahmenlehrplänen und Themen-/Kompetenzbereichen übersichtlich zugeordnet. Sämtliche Nachweise und Beurteilungen von Pflegesituationen und Aufgabenstellungen des Kompetenzaufbaus der Rahmenausbildungspläne lassen allen Akteuren der Pflegeausbildung flexible Spielräume zur individuellen Anwendung und Ausgestaltung. Neben der Bewertung mit Schulnotensystem können zunächst auch Feedbacksymbole (▸ Kap. 5) verwendet werden.

Während der theoretische und praktische Unterricht im Lernort »Schule« (Pflegeschule) stattfindet, erfolgt die praktische Anleitung im Lernort »Praxis« (in der Praxiseinrichtung). Um eine gezielte und qualifizierte Ausbildung zu gewährleisten, müssen die beiden Lernorte »Schule« und »Praxis« gut zusammenarbeiten und die Ausbildungsinhalte sorgfältig aufeinander abstimmen. Die Orientierung an die Themen-/Kompetenzbereiche des theoretischen und praktischen Unterrichts in der Schule lässt sich nicht explizit auf die Praxis übertragen, da viele Inhalte der Richtlinien umfassende Aspekte vermitteln, die nicht unbedingt alle in konkrete Inhalte pflegerischer Assistenzhandlungen zu formulieren sind und in ihrer Komplexität auch nicht in jeder Praxiseinrichtung so vorkommen werden. Demzufolge würde das einer im Alltag realistischen (tatsächlich machbaren) praktischen Anleitung mit Sicherheit nicht gerecht. Aufgabe des Lernortes »Schule« ist es, den aktuellen Stand der im Unterricht vermittelten Inhalte darzulegen. Dabei wird eine bloße Weitergabe der bis dato abgearbeiteten Lerninhalte jedoch keine große Hilfe sein. Die Zusammenarbeit mit den Praxiseinrichtungen soll ausdrücklich gefördert werden. Dazu dient die Orientierung am Lernkompass mit Inhalten pflegerischer Assistenzhandlungen, die im Gegensatz zu den umfassenden Lerninhalten mit Richtliniencharakter konkreter und für die Praxisanleitung überschaubarer und handhabbarer sind, um eine qualitative und auch eine praxisnahe Ausbildung zu gewährleisten. Die freien Zeilen lassen bewusst Platz zum Eintragen selbst formulierter trennscharfer Aspekte. Die im Lernkompass aufgeführten Inhalte pflegerischer Assistenzhandlungen (▸ Kap. 8) beziehen sich auf die gesamte Ausbildungsdauer. Ihr Nachweis erfolgt demnach in den praktischen Ausbildungsphasen fortwährend, bis am Ende der Ausbildung möglichst alle Inhalte pflegerischer Assistenzhandlungen nachgewiesen sind.

3 Themen-/Kompetenzbereiche

Themen-Kompetenzbereich I: »Bei der Pflegeplanung, Pflegediagnostik und Pflegedokumentation von Menschen aller Altersstufen mitwirken.«

- Die Pflege von Menschen aller Altersstufen assistierend mitgestalten und durchführen
- Pflegeprozesse und Pflegediagnostik bei Menschen aller Altersstufen mit gesundheitlichen Problemlagen unterstützend mitgestalten und unter dem besonderen Fokus von Gesundheitsförderung und Prävention assistierend durchführen
- Die Pflege von Menschen aller Altersstufen in kritischen Lebenssituationen assistierend mitgestalten und durchführen.
- In lebensbedrohlichen und Notfallsituationen zielgerichtet assistierend handeln.
- Menschen aller Altersstufen bei der Lebensgestaltung assistierend unterstützen und begleiten.
- Entwicklung und Autonomie in der Lebensspanne berücksichtigen.

Themen-/Kompetenzbereich II: »Kommunikation und Beziehungsgestaltung personen- und situationsorientiert gestalten.«

- Kommunikation und Interaktion mit Menschen aller Altersstufen und ihren Bezugspersonen personen- und situationsbezogen assistierend gestalten und eine angemessene Information sicherstellen.
- Information, Schulung und Beratung bei Menschen aller Altersstufen assistierend mitgestalten.
- Ethisch reflektiert assistierend handeln.

Themen-/Kompetenzbereich III: »Intra- und Interprofessionelles Handeln mitgestalten.«

- Eigenes Rollenbild im qualifikationsheterogenen Pflegeteam erkennen und daran assistierend mitwirken.
- Ärztliche Anordnungen im Pflegekontext unter Anleitung assistierend durchführen.
- In interdisziplinären Teams an der Versorgung und Behandlung von Menschen aller Altersstufen assistierend mitwirken.

Themen-/Kompetenzbereich IV: »Das eigene Handeln auf der Grundlage von Gesetzen, Verordnungen und ethischen Leitlinien entwickeln und begründen.«

- Bei der Sicherung der Pflegequalität assistierend mitwirken.
- Versorgungskontexte und Systemzusammenhänge sowie ökonomische und ökologische Prinzipien beachten.

Themen-/Kompetenzbereich V: »Das eigene Handeln auf der Grundlage von wissenschaftlichen Erkenntnissen und berufsethischen Werthaltungen und Einstellungen entwickeln und begründen.«

- Pflegeassistenzhandeln an aktuellen pflegewissenschaftlichen Erkenntnissen ausrichten.
- Verantwortung für die Entwicklung (lebenslanges Lernen) der eigenen Persönlichkeit sowie für das berufliche Selbstverständnis als Assistenzkraft übernehmen.

4 Benutzerhinweise für die Auszubildenden

Die*Der einzelne Auszubildende ist für die regelmäßige Dokumentation der praktischen Ausbildungsinhalte verantwortlich. Dazu vereinbart sie*er mit der anleitenden Pflegeperson Termine für das Orientierungs-, Entwicklungs- und Auswertungsgespräch und erinnert sie ggf. daran. Einarbeitungsplan sowie die Protokolle für das Orientierungs- und Entwicklungsgespräch sind als pädagogische Instrumente für den Verlauf des praktischen Einsatzes zu sehen, damit das Auswertungsgespräch zusammen mit dem Nachweis und der Beurteilung von Pflegesituationen und Aufgabenstellungen des Kompetenzaufbaus der Rahmenausbildungspläne (Kompetenzkompass ▶ Kap. 9) schließlich eine objektive Gesamtbeurteilung des praktischen Einsatzes zulassen. Die*Der Lernende füllt die Unterlagen gemeinsam oder in Absprache mit dem*der Praxisanleiter*in bzw. Praxisbegleiter*in aus.

Den Nachweis der Inhalte pflegerischer Assistenzhandlungen (Lernkompass ▶ Kap. 8) soll die*der Lernende vor und während der praktischen Ausbildungsphasen regelmäßig durchsehen, um die vorgeschriebenen Lerninhalte im Blick zu behalten, aber auch um eigene Erwartungen und Vorstellungen (»Was möchte ich lernen?«) zu realisieren und die in der jeweiligen Einrichtung bestehenden Lernmöglichkeiten wahrnehmen zu können. Mit dieser Lernkontrolle sollen die Lernenden bereits erreichte Erfolge erkennen und sich über die noch zu übenden pflegerischen Assistenzhandlungen informieren. Vor Beginn einer praktischen Ausbildungsphase ist der Lernkompass folglich jeweils auf den neuesten Stand zu bringen. Dies geschieht im Lernort »Schule« im Beisein der*des Auszubildenden (während der letzten Unterrichtsstunde vor der praktischen Ausbildungsphase). Die Angabe von Monat und Jahr ist dabei eine wichtige Information für die Praxisanleitung.

Beispiel:

Lernkompass Inhalte pflegerischer Assistenzhandlungen	im Lernort »Schule« besprochen	im Lernort »Praxis« angeleitet	selbstständig praktiziert	Unterschrift (Praxisanleiter*in)
Assistenz bei der Kontrakturprophylaxe				
Spitzfußprophylaxe	Sep. 2023			
Physiologische Mittelstellung	Sep. 2023			
Mobilisierung (aktiv, passiv, resistiv)	Okt. 2023			

Die erforderliche Einarbeitung (▶ Kap. 7), die Inhalte pflegerische Assistenzhandlungen (▶ Kap. 8) sowie die Gesprächsprotokolle und Beurteilungen (▶ Kap. 8 und Kap 9) dürfen nicht vergessen werden. Es ist sinnvoll, direkt nach dem Orientierungs- bzw. Entwicklungsgespräch einen *neuen Termin für das Folgegespräch zu vereinbaren*. Mit Hilfe des Ausbildungsnachweises können alle pflegerischen Assistenzhandlungen systematisch erarbeitet und objektiv nachgewiesen werden. Nach der Unterschrift der anleitenden Pflegefachkraft dürfen ohne deren Kenntnis keine Veränderungen mehr vorgenommen werden. Bei jeder Reflexion des Einsatzes mit der Praktikumsstelle oder der Pflegeschule hat der*die Schüler*in diesen Ausbildungsnachweis *unaufgefordert vorzulegen*. Außerdem unterstützt die*der Auszubildende die Analyse des sukzessiven und individuellen Lernzuwachses mittels Selbsteinschätzung (Beispiel: ▶ Kap. 5 Benutzerhinweise für die Praxisanleitung/-begleitung, sowie ▶ Kap. 9 Kompetenzkompass).

5 Benutzerhinweise für die Praxisanleitung/-begleitung

Die im Lernort »Schule« vermittelten Inhalte pflegerischer Assistenzhandlungen sind den Praxisanleiter*innen im *Lernkompass* (▶ Kap. 8) in der ersten Spalte »im Lernort Schule besprochen« mit Datum ersichtlich. In der zweiten Spalte soll der Nachweis der angeleiteten Inhalte pflegerischer Assistenzhandlungen erfolgen. Dieses kann die Praxisanleitung mittels Ankreuzen (oder auch mit Datum) erledigen (siehe untenstehendes Beispiel). Aufgabe der Praxiseinrichtungen ist es, die aktuell vorhandenen sowie die individuellen und einrichtungsbezogenen Inhalte pflegerischer Assistenzhandlungen mitzuteilen, die sich in der Praxis ergeben. Hierzu befinden sich nach den vorgegebenen Situationen jeweils noch freie Zeilen für eigene Einträge. Sie lassen bewusst Platz zum Eintragen selbst formulierter trennscharfer Aspekte. Somit kann die Praxisbegleitung (von der Pflegeschule) den praktischen Ausbildungsstand der*des Auszubildenden und die einrichtungsbezogenen Inhalte pflegerischer Assistenzhandlungen erfassen und die*den Auszubildende*n ggf. auf zukünftige Unterrichtsinhalte verweisen, welche die Inhalte pflegerischer Assistenzhandlungen vermitteln. Andernfalls muss sie die Unterrichtsinhalte um die neuen Inhalte pflegerischer Assistenzhandlungen aus der Praxis ergänzen. In der Spalte »selbständig praktiziert« weist die Praxisanleitung nach, wann die*der Auszubildende die Inhalte einer pflegerischen Assistenzhandlung bereits korrekt und ohne Anleitung selbständig durchgeführt hat. In der letzten Spalte erfolgt die Kontrolle der Praxisanleitung (Lernort »Praxis«) durch dessen Unterschrift oder Handzeichen. Eine gute praktische Anleitung ist arbeitsintensiv. Angesichts der vielen Inhalte pflegerischer Assistenzhandlungen ist das Abzeichnen aller einzelnen Inhalte relativ zeitaufwendig, sodass aus praktikablen Gründen durchaus mehrere Zeilen mit einer Klammer versehen und gleichzeitig abgehakt werden können.

Beispiel:

Lernkompass Inhalte pflegerischer Assistenzhandlungen	im Lernort »Schule« besprochen	im Lernort »Praxis« angeleitet	selbstständig praktiziert	Unterschrift (Praxisanleiter*in)
Assistenz bei der Kontrakturprophylaxe				
Spitzfußprophylaxe	Sep. 2023	x	2.10.2023	Eva Mustermann
Physiologische Mittelstellung	Sep. 2023	x		
Mobilisierung (aktiv, passiv, resistiv)	Okt. 2023	x		

Die Beurteilung der praktischen Ausbildung erfolgt vonseiten der anleitenden Pflegefachkraft unter *Berücksichtigung des Ausbildungsstandes* der*des Lernenden. Dessen jeweilige Fähigkeiten und Fertigkeiten werden dargestellt, vor allem, um die Weiterentwicklung der Lernenden zu fördern.

Den *Einarbeitungsnachweis* (▶ Kap. 7) ebenso wie sämtliche Nachweise/Beurteilungen (▶ Kap. 9) füllt die anleitende Pflegefachkraft gemeinsam mit der*dem Auszubildenden aus. Praxisanleitung und -begleitung dokumentieren die Entwicklung eines sukzessive gesteigerten Selbstvertrauens und die zunehmende Professionalität der*des Auszubildenden im *Lernkompass* (▶ Kap. 8). Er dient allen an der Ausbildung beteiligten Personen zur Lehr-/Lernorientierung. Der Lernkompass wird nicht benotet und geht somit auch nicht in die Beurteilungen der/des Auszubildenden ein.

Der *Kompetenzkompass* dient zur Reflexion und Dokumentation beruflichen Handlungskompetenzen einer assistierenden Pflegetätigkeit. Anhand von Pflegesituationen gemäß Rahmenausbildungspläne werden je nach gewünschter Vorgehensweise der Ausbildungseinrichtungen für einzelne Ausbildungsschwerpunkte die Leistungen der*des Auszubildenden zunächst mit Feedbacksymbolen (s. Beispiel unten) erfasst. Im Auswertungsgespräch können die Leistungen dann gemeinsam mit Praxisanleitung/-begleitung und der/dem Auszubildenden mit Schulnoten bewertet werden. Kompetenzen, die in der jeweiligen Pflegeeinrichtung nicht beurteilbar sind, können mit dem Symbol ∅ gekennzeichnet werden. Für die Benotung der Leistungen gilt:

»sehr gut« (1),
wenn die Leistung den Anforderungen in besonderem Maße entspricht.

»gut« (2),
wenn die Leistung den Anforderungen voll entspricht.

»befriedigend« (3),
wenn die Leistung im Allgemeinen den Anforderungen entspricht.

»ausreichend« (4),
wenn die Leistung zwar Mängel aufweist, im Gesamten aber noch den Anforderungen entspricht.

»mangelhaft« (5),
wenn die Leistung den Anforderungen nicht entspricht, jedoch erkennen lässt, dass die notwendigen Grundkenntnisse vorhanden sind und die Mängel in absehbarer Zeit behoben werden können.

»ungenügend« (6),
wenn die Leistung den Anforderungen nicht entspricht und selbst die Grundkenntnisse so lückenhaft sind, dass die Mängel in absehbarer Zeit nicht behoben werden können.

Die Praxisanleiter*innen und -begleiter*innen können die Pflegesituationen und Aufgabenstellungen des Kompetenzaufbaus (Rahmenausbildungspläne) mit Schulnoten und/oder (zunächst) mit folgenden *Feedbacksymbolen* bewerten:

- Das Feedbacksymbol »+ +« kennzeichnet einen optimalen Kompetenzaufbau.
- Das Feedbacksymbol »+« kennzeichnet einen guten Kompetenzaufbau.
- Das Feedbacksymbol »–« weist auf weiteren praktischen Trainings-/Übungsbedarf hin.
- Das Feedbacksymbol »– –« weist auf defizitäre Kompetenzen mit erhöhtem Trainings-/Übungsbedarf hin.
- Das Symbol ∅ erklärt, dass diese Pflegesituation/Aufgabenstellung aktuell noch nicht ermöglicht werden konnte.

Dieses Nachweisheft stellt es frei, zusätzlich oder anstelle der hier erklärten Feedbacksymbole die Bewertung mit den Schulnoten zu verwenden. Dieser Auszug aus dem *Kompetenzkompass* zur Reflexion und Dokumentation der beruflichen Handlungskompetenzen einer assistierenden Pflegetätigkeit zeigt hier die flexiblen Umsetzungsmöglichkeiten:

Beispiel:

Kompetenzkompass: I. Pflegeprozess/-diagnostik Einzutragen sind Feedbacksymbole bzw. Noten und Handzeichen der Praxisanleitung/-begleitung	
»Grundprinzipien des Pflegekonzeptes identifizieren«	∅
»Mobilität und Selbstversorgung unterstützen und dokumentieren«	3 E.M.
»Gesundheitszustand beobachten, ggf. Anpassung der assistierenden Pflege, Ressourcen einbeziehen«	∅
»Wirksamkeit der assistierenden Pflege kontinuierlich dokumentieren und überprüfen«	– E.M.
»Entlassung und Überleitung fallbezogen erfassen und an verschiedenen Prozessen mitwirken«	++ E.M.
»Vitalzeichen, Laborwerte und andere Faktoren systematisch erheben und interpretieren«	2 E.M.
…	

Zur kontinuierlichen Analyse und Verbesserung des beruflichen Kompetenzaufbaus bittet die Praxisanleitung und/oder die Praxisbegleitung die*den Auszubildenden in jeder praktischen Ausbildungsphase eine *Selbsteinschätzung* mithilfe der *Kompetenzscheibe* durchzuführen. Die Praxisanleitung führt dies ebenfalls (als *Fremdeinschätzung* deklariert) durch. Anhand der Kompetenzscheiben (▶ Kap. 9) ist für jede einzelne der vier Kompetenzen (Fach-, Methoden-, Sozial- und Personalkompetenz) ein für die jeweilige Kompetenz mehrheitlich angekreuztes Feedbacksymbol zu ermitteln. Jede der vier Einzelkompetenzen wird dann jeweils in den entsprechenden Quadranten der Kompetenzscheiben markiert und miteinander verbunden, sodass ein *Kompetenz-Viereck* entsteht. Je winziger es ist, desto ausgeprägter sind die erworbenen Kompetenzen der*des Auszubildenden. Die Verwendung der Kompetenzscheiben dient, wie beschrieben, der ersten Einschätzung und Rückmeldung und stellt allein ein tendenzielles Selbst- bzw. Fremdfeedback, aber noch keine objektive Gesamtbewertung einer einzelnen Ausbildungsphase dar.

Beispiel:
Fachkompetenz: Mehrheitlich angekreuztes Feedbacksymbol: – –
Methodenkompetenz: Mehrheitlich angekreuztes Feedbacksymbol: + +
Personalkompetenz: Mehrheitlich angekreuztes Feedbacksymbol: –
Sozialkompetenz: Mehrheitlich angekreuztes Feedbacksymbol: +

Fachkompetenz   Methodenkompetenz

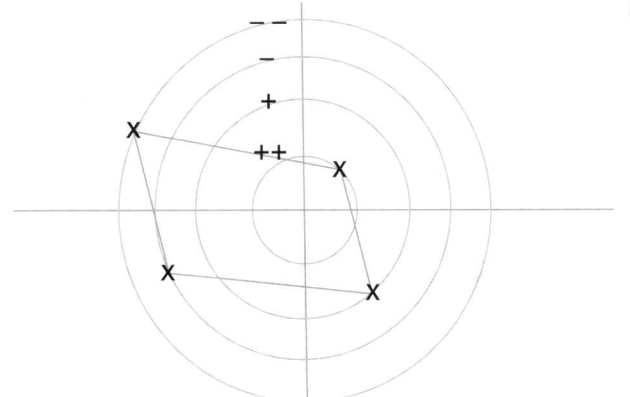

Personalkompetenz   Sozialkompetenz

6 Objektive und konstruktive Beurteilung

Voraussetzung für effektive pflegerische Assistenzhandlungen ist eine vertrauensvolle Beziehung. Die gemeinsame Arbeit basiert auf *gegenseitiger Wertschätzung*. Auf diese Weise können sich beide Seiten einer lehrreichen, kritischen Auseinandersetzung öffnen und die Arbeit realistisch bewerten. Stimmt »die Chemie« zwischen Anleiter*in und der*dem Auszubildenden nicht, wirkt sich dies negativ auf die gesamte praktische Ausbildungsphase aus! Umgekehrt kann zuviel Sympathie blind machen und den Blick verstärkt oder ausschließlich auf positive Aspekte richten. Professionelle Pflegekräfte sollten bei jeder Beobachtung, die sie im Berufsalltag machen, zwischen subjektiver und objektiver Beurteilung unterscheiden können. Wenn Menschen miteinander kommunizieren kann es zu Missverständnissen kommen. »Die Sprache ist die Quelle der Missverständnisse« schreibt Antoine de Saint-Exupéry. Alle Akteure, sowohl die Auszubildenden als auch die Praxisanleiter*innen und die -begleiter*innen, sollen sich nach einem missverständlichen Senden bzw. Empfangen von Botschaften entschuldigen können. Die objektive Beurteilung ist ein fortwährender Prozess und ergibt sich nicht aus Momentaufnahmen. Darum ist eine wiederholte Beurteilung (mindestens einmal im Entwicklungsgespräch und ein zweites Mal im Auswertungsgespräch) notwendig. Empfehlenswert ist die Protokollierung der Praxisanleitungen von Pflegefachkräften der Einrichtung und Praxisbegleitungen seitens der Pflegeschule. Sie sollte in jeder praktischen Ausbildungsphase mindestens einmal erfolgen. Wichtig ist, dass die*der Auszubildende *konstruktive Kritik* der Pflegefachkraft nachvollziehen kann und nach der abschließenden gemeinsamen Reflexion gezielt an weiteren Inhalten pflegerischer Assistenzhandlungen gearbeitet werden kann.

Zehn Regeln für ein konstruktives Feedback

1. Wer einen Sachverhalt kritisiert, muss die Kritik sachlich und konkret begründen können.
2. Auch positive Aspekte müssen beim Feedback berücksichtigt werden.
3. Die Aussagen sollten nach Möglichkeit an einem Beispiel verdeutlicht werden.
4. Vermutungen und Unterstellungen sollen unterlassen werden.
5. Eigene Emotionen müssen verdeutlicht werden.
6. Das Feedback muss direkt (nicht indirekt über andere) und sollte in der »Ichform« erfolgen.
7. Das Feedback muss im Dialog der Beteiligten (kein Monolog) stattfinden.
8. Das Feedback sollte von beiden Seiten als Hilfe angenommen werden.
9. Das partnerschaftliche Gespräch sollte von beiden Seiten besonders betont werden.
10. Beide Gesprächspartner müssen Offenheit, Toleranz und die Bereitschaft zum Zuhören besitzen.

7 Einarbeitungsplan und -nachweis

Die Informationen, die bei Beschäftigungsbeginn auf Auszubildende und neue Mitarbeiter zukommen, sind sehr umfangreich. Aufgrund der Datenfülle besteht die Gefahr, dass wesentliche Inhalte untergehen. Um ein Informationsdefizit zu vermeiden, ist eine strukturierte und dokumentierte Einarbeitung wichtig. Diese Verfahrensweise trägt darüber hinaus zur Sicherung der Pflegequalität bei. Sie gewährleistet die verantwortungsvolle Durchführung der Pflegeaufgaben durch examinierte Pflegekräfte und Pflegeschüler. Mithilfe eines *Einarbeitungsplans* kann die Einarbeitung koordiniert erfolgen. Die Liste dient als Grundlage und kann an die speziellen Bedingungen der Pflegeeinrichtung angepasst und entsprechend den individuellen Anforderungen erweitert/verändert werden. Hierzu dienen die freien Zeilen der Checkliste.

Die Auszubildenden füllen die Liste gemeinsam mit den Praxisanleiter*innen aus. Ist die kontinuierliche Zusammenarbeit zwischen Praxisanleiter*in und Auszubildendem nicht immer gewährleistet, kann die Einarbeitung durch andere examinierte Pflegekräfte erfolgen. Zum Erfolg der Einarbeitung tragen *regelmäßige Gespräche* bei. Die Checkliste ist nicht als starrer Maßnahmenkatalog zu betrachten. Sie dient als Anhaltspunkt für die einzuarbeitenden Auszubildenden und die Praxisanleiter*in und trägt zur Transparenz bei. Es ist nicht sinnvoll, den Einarbeitungsplan am ersten Arbeitstag vollständig auszufüllen. Angesichts der zahlreichen Einzelinhalte sollten die ersten drei Wochen des Einsatzes als *Einarbeitungszeit* betrachtet werden. In diesem Zeitraum sollten die entsprechenden Felder ausgefüllt werden.

Für eine optimale Einarbeitung ist ein *konstruktives Umfeld* erforderlich. Daher sollte die Erarbeitung der Checkliste störungsfrei in möglichst ruhiger Umgebung erfolgen. Bei der Einarbeitung sollte eine entspannte Atmosphäre vorherrschen. Ein störendes Telefon beim Ausfüllen der Liste sowie eine unter Zeitdruck stattfindende Einarbeitung führen nicht zum erwünschten Ziel.

Einarbeitungsplan und -nachweis

	Information erhalten am/von … (Datum/Pflegekraft)
Begrüßung/Vorstellung	
Mitarbeiter und Vorgesetzte (Pflegekräfte, Abteilungsleitung, Pflegedienstleitung, Mitarbeiter anderer Berufsgruppen)	
Patienten, Bewohner, zu pflegende Personen	
Geschäftsleitung, Pflegedienstleitung, Mitarbeiter der Verwaltung	
Demonstration der Räumlichkeiten	
Abteilungsübersicht, Dienstzimmer, Personal- und Umkleideräume, Personaltoilette, Lager, Geräteraum, …	
Pflegebereich: Pflegezimmer, Station, Wohnbereich (Appartements, …), Gemeinschaftsraum, Patiententoilette, Wäsche-, Fäkalienraum, …	
Hausübersicht (Funktionsbereiche: EKG, Endoskopie, Röntgen, Sonografie, Echokardiografie, Dialyse, Sterilisation, Labor, …)	
Sonstiges: Pforte, Kapelle, Therapieräume, …	
Technische Einweisung	
Medizinische Geräte (Einweisung nach MedGV)	
Hilfsmittel wie Gehstützen, Rollstühle, Aufzüge … (Übersicht, ggf. separater Einweisungsnachweis)	
Telefonanlage (Telefonliste), EDV-Anlage, Softwareprogramme, …	
Fuhrpark (Fahrzeuge)	
Erläuterungen zur Organisation	
Dienstplan (Pausen, Wochenende, Urlaub, Krankheitsregelung)	
Verhalten im Notfall, Brandfall, Fluchtweg, Notfallplan	
Belegungsplan, Pflegetour (Straßenplan) im ambulanten Pflegedienst	
Kooperationspartner (Arzt, Physiotherapie, Fußpflege, Friseur, …)	
Pflegebezogene Einarbeitung	
Institutionsträger, Pflegeleitbild, Pflegestandards	
Pflegeplanung, Dokumentationssystem	
Hygieneplan	
Aufnahme-, Entlassungsformalitäten	
Pflegehilfsmittel (Materialien für die Pflege)	

_____   _____
Auszubildender*r   Praxisanleiter*in

8 Lernkompass

Themen-/Kompetenzbereich I (1): Die Pflege von Menschen aller Altersstufen assistierend mitgestalten und durchführen.

Lernkompass – Inhalte pflegerischer Assistenzhandlungen	im Lernort »Schule« besprochen	im Lernort »Praxis« angeleitet	selbstständig praktiziert und reflektiert	Unterschrift (Praxisanleiter*in)
Pflegeprozess unterstützen				
Aufnahme einer zu pflegenden Person				
Pflegediagnosen, Klassifizierungssysteme				
Strukturierte Informationssammlung (SIS®)				
Stammblatt				
Transkulturelle Anamnese				
Tagesstrukturplan				
Manuelle/EDV-gestützte Dokumentation				
Eintragen, Abzeichnen von Leistungen				
Schreiben eines Pflegeberichts				
Expertenstandard »Entlassungsmanagement in der Pflege«				
Überleitungsbrief				
Überleitungspflege				
Allgemeine Pflegetätigkeiten: Betten				
Bett richten, Bett bedienen				
Bettwäschewechsel (bei bettlägerigen Personen)				
Schlafbeobachtung und -unterstützung				

Lernkompass – Inhalte pflegerischer Assistenzhandlungen	im Lernort »Schule« besprochen	im Lernort »Praxis« angeleitet	selbstständig praktiziert und reflektiert	Unterschrift (Praxis-anleiter*in)
Allgemeine Pflegetätigkeiten: Körperpflege				
Zahn- und Zahnprothesenpflege				
Augenpflege (Brille, Prothesen, Kontaktlinsen)				
Nasenpflege (v. a. bei Nasensonden)				
Ohrenpflege (Umgang mit Hörgeräten)				
Haarpflege (waschen, kämmen, frisieren)				
Haare im Bett waschen				
Bartpflege, Nass-/Trockenrasur				
Nagelpflege				
Intimpflege				
Hilfe beim An- und Auskleiden				
Umgang mit Anziehhilfen				
Vollbad, Teilbad (Arm-, Fuß-, Sitzbad)				
Dusche				
Allgemeine Pflegetätigkeiten: Ausscheidungen – Umgang mit:				
Steckbecken, Urinflasche				
Urinbeutel				
Nierenschale, Sputumbecher				
Toilettenstuhl				
Inkontinenzhilfsmittel (Einlagen, Urinal, …)				
Kontinenztraining				
Flüssigkeitsbilanzierung				
Assistenz beim Essen und Trinken				
Anrichten und Servieren				
Essen reichen (interkulturelle Eigenarten beachten)				
Essensanforderungen schreiben (Kostformen)				
Pflegeassistenz beim Verabreichen der Sondenkost (Magensonde)				

Lernkompass – Inhalte pflegerischer Assistenzhandlungen	im Lernort »Schule« besprochen	im Lernort »Praxis« angeleitet	selbstständig praktiziert und reflektiert	Unterschrift (Praxisanleiter*in)
Assistenz bei der Mobilisation				
Transfers, Unterstützung beim Gehen				
Umgang mit Lifter, Drehteller				
Umgang mit Gehilfen, Prothesen				
Umgang mit dem Rollstuhl				
Kinästhetische Grundlagen (Schinkengang, Stapeln …)				
Assistenz bei Positionierungen				
30°-Seitenpositionierung				
Oberkörperhochlagerung				
Beinhoch-/tieflagerung				
Trendelenburg-Lage				
135°-Seitenpositionierung				
Positionierung nach dem Bobath-Konzept				
Fünf-Kissen-Hohllagerung				
Assistenz beim Einsatz von Lagerungshilfsmitteln				
Superweichmatratze, Wechseldrucksysteme				
Fußstützen, Bettverkürzung				
Bettbogen				
Gelkissen				
Spezielle Lagerungskissen				
Assistenz bei der Beobachtung der zu pflegenden Person				
Puls				
Blutdruck				
Atmung				
Bewusstsein (quantitativ)				
Bewusstsein (qualitativ, Orientierungsgrade)				
Stimmung				
Temperatur				

Lernkompass – Inhalte pflegerischer Assistenzhandlungen	im Lernort »Schule« besprochen	im Lernort »Praxis« angeleitet	selbstständig praktiziert und reflektiert	Unterschrift (Praxisanleiter*in)
Schlaf				
Gewicht (Sitz-, Stehwaage)				
Haut, Schleimhäute				
Haare				
Nägel				
Ernährungszustand				
Harnausscheidung				
Stuhlausscheidung				
Menstruation				
Fluor				
Schweiß				
Erbrechen				
Sputum				
Schmerz				
Bewegungen				
Gang				
Körperhaltung				
Stimme und Sprache				

Themen-/Kompetenzbereich I (2): Pflegeprozess und Pflegediagnostik bei Menschen aller Altersstufen mit gesundheitlichen Problemlagen unterstützend mitgestalten und unter dem besonderen Fokus von Gesundheitsförderung und Prävention assistierend durchführen.

Lernkompass – Inhalte pflegerischer Assistenzhandlungen	im Lernort »Schule« besprochen	im Lernort »Praxis« angeleitet	selbstständig praktiziert und reflektiert	Unterschrift (Praxisanleiter*in)
Assistenz bei der Dekubitusprophylaxe				
Zweistündliches Umlagern				
Hautpflege				
Intertrigoprophylaxe				
Assistenz bei der Thrombo-Embolie-Prophylaxe				
Entstauende Lagerung				
Anziehen von ATE-Strümpfen				
Anlegen eines Kompressionsverbandes				
Erzeugen von Fußsohlendruck				

Lernkompass – Inhalte pflegerischer Assistenzhandlungen	im Lernort »Schule« besprochen	im Lernort »Praxis« angeleitet	selbstständig praktiziert und reflektiert	Unterschrift (Praxis-anleiter*in)
Assistenz bei der Kontrakturprophylaxe				
Spitzfußprophylaxe				
Physiologische Mittelstellung				
Mobilisation (aktiv/assistiv/passiv/resistiv)				
Assistenz bei der Pneumonieprophylaxe				
Atemerleichternde Positionierungen				
VATI-Lagerungen				
Atemtrainer				
Inhalation				
Assistenz bei weiteren Prophylaxen				
Obstipationsprophylaxe				
Aspirationsprophylaxe (Schlucktraining)				
Mundinfektionsprophylaxe (Soor, Parotitis)				
Dehydratationsprophylaxe				
Sturzprophylaxe				
Schmerzprophylaxe				
Desorientierungsprophylaxe				
Deprivationsprophylaxe				
Zystitisprophylaxe				
(Wund-) Infektionsprophylaxe				
Gewaltprophylaxe, Gewaltprävention (Risikofaktoren)				
Assistenz bei der seelischen/psychischen Begleitung				
Begleitung bei Trauer				
Begleitung bei Depression				
Begleitung bei Angst				
Begleitung bei Schmerzen				
Umgang mit herausfordernden Verhaltensweisen				
Gespräche mit Angehörigen, Freunden der zu Pflegenden				
Unterstützung Pflegender Angehöriger				

Themen-/Kompetenzbereich I (3): Pflegeprozesse und Pflegediagnostik von Menschen aller Altersstufen in kritischen Lebenssituationen assistierend mitgestalten und durchführen.

Lernkompass – Inhalte pflegerischer Assistenzhandlungen	im Lernort »Schule« besprochen	im Lernort »Praxis« angeleitet	selbstständig praktiziert und reflektiert	Unterschrift (Praxis-anleiter*in)
Assistenz bei der Pflege eines Patienten mit Diabetes mellitus				
Blutzuckermessung				
Maßnahmen bei Hyper-/Hypoglykämie				
Vorbereiten eines Insulin-Pens				
Insulingabe mittels Pen (siehe Injektion)				
Teilnahme an der Diabetikerschulung				
Assistenz bei der Pflege eines Schlaganfallpatienten				
Bobath-Konzept				
Wahrnehmungsförderung				
Spastizitätshemmung				
Bilaterale Armführung				
Raumgestaltung				
Maßnahmen bei Aphasie (motorisch, sensorisch)				
Umgang mit dem Neglet-Phänomen				
Umgang mit dem Pusher-Syndrom				
Assistenz bei der Pflege von Patienten mit …				
Hypertonie				
Herzrhythmusstörungen				
Rechts-/Linksherzinsuffizienz				
Lungenödem				
Bronchitis, Asthma bronchiale				
Osteoporose				
Pneumonie				
Rheumatischen Erkrankungen				
Oberschenkelhalsfraktur				
Gicht, Arthrose				
Varizen, Thrombose				
Ulcus cruris				
Zystitis, Niereninsuffizienz				
Stress-/Drang-Inkontinenz, Harnretention				
Kontinenzprofil festlegen				
Herpes Zoster, Psoriasis				
Tumorerkrankungen				

Lernkompass – Inhalte pflegerischer Assistenzhandlungen	📖✏️ im Lernort »Schule« besprochen	🧍🛏️ im Lernort »Praxis« angeleitet	🙂 selbstständig praktiziert und reflektiert	✓ Unterschrift (Praxis-anleiter*in)
Assistenz bei Alternativen Pflegemaßnahmen				
Fiebersenkender Wadenwickel				
Zitronenbrustauflage (Schwitzkur)				
Quarkauflage, Zwiebelauflage				
Wassertherapie (Wechselbäder)				
Alternative Waschung (belebend, beruhigend)				
Wärmeanwendung				
Kälteanwendung				
Assistenz bei der Pflege Sterbender und bei der Versorgung Verstorbener				
Sterbende begleiten und pflegen				
Hospizgedanke				
Palliativpflege				
Trauerarbeit mit Angehörigen und Freunden				
Versorgung Verstorbener				

Themen-/Kompetenzbereich I (4): In lebensbedrohlichen und Notfallsituationen zielgerichtet assistierend handeln.

Lernkompass – Inhalte pflegerischer Assistenzhandlungen	📖✏️ im Lernort »Schule« besprochen	🧍🛏️ im Lernort »Praxis« angeleitet	🙂 selbstständig praktiziert und reflektiert	✓ Unterschrift (Praxis-anleiter*in)
Erste Hilfe				
Bereitstellung, Wartung des Notfallkoffers				
Freihalten der Atemwege				
Mund-zu-Nase-, Mund-zu-MundBeatmung				
Umgang mit dem Beatmungsbeutel, -gerät				
Druckverband				
Herz-Lungen-Wiederbelebung				
Assistenz bei der Defibrillation				
Aufziehen von Notfallinjektionen				
Stabile Seitenlage				
Erste Hilfe bei Verbrennungen, Verbrühungen				

Themen-/Kompetenzbereich I (5): Menschen aller Altersstufen bei der Lebensgestaltung assistierend unterstützen und begleiten.

Lernkompass – Inhalte pflegerischer Assistenzhandlungen	im Lernort »Schule« besprochen	im Lernort »Praxis« angeleitet	selbstständig praktiziert und reflektiert	Unterschrift (Praxis-anleiter*in)
Soziale Informationen				
Biografische Informationen				
Haushaltsunterstützung				
Hilfe bei der Haushaltsorganisation				
Hilfe bei der Haushaltshygiene				
Erfassen der Ess- und Trinkbiografie				
Einkaufshilfen				
Verpflegungssysteme, z. B. Essen auf Rädern				
Alltagsgestaltung/Aktivierung				
Spaziergang (mit Rollstuhl)				
Ausflug, Besuche (Stadt, Café, Theater)				
Flächengestaltung (Bilder, Plakate, Kollagen)				
Tischschmuck anfertigen (jahreszeitliche Dekoration)				
Plastisches Gestalten (Ton, Knetmasse, Pappmasche)				
Gemeinsames Kochen, Backen				
Instrumente spielen, Singen, Musik				
Autogenes Training				
Progressive Muskelrelaxation nach Jacobsen				
Gesellschaftsspiele (Karten-, Tischspiele)				
Bewegungsspiele				
Gymnastik (Übungsstunde moderieren)				
Kegeln (Spielleitung)				
Tanz (Kreis-, Sitz-, Rollstuhltanz)				
Lesekreis, Diavortrag, Filmabend				
Gedächtnistraining				
Realitätsorientiertes Training (ROT)				
10-Minuten-Aktivierung				
Meditation, Andacht, Gottesdienst				
Snoezeln				

Themen-/Kompetenzbereich I (6): Entwicklung und Autonomie in der Lebensspanne berücksichtigen.

Lernkompass – Inhalte pflegerischer Assistenzhandlungen	im Lernort »Schule« besprochen	im Lernort »Praxis« angeleitet	selbstständig praktiziert und reflektiert	Unterschrift (Praxis-anleiter*in)
Angelegenheiten des Betreuungsrechts				
Vorsorgevollmacht beachten				
Patientenverfügung beachten				
Rezept- und Rundfunkgebührenbefreiung				
Verhalten bei meldepflichtigen Erkrankungen				
Behindertengerechter Sport (Animation)				
Unterstützung der Wohnraumanpassung				
Unterstützung des barrierefreien Wohnens				
Soziale Integration				
Förderung des Selbstbestimmungsrechts				

Themen-/Kompetenzbereich II (1): Kommunikation und Interaktion mit Menschen aller Altersstufen und ihren Bezugspersonen personen- und situationsbezogen assistierend gestalten und eine angemessene Information sicherstellen.

Lernkompass – Inhalte pflegerischer Assistenzhandlungen	im Lernort »Schule« besprochen	im Lernort »Praxis« angeleitet	selbstständig praktiziert und reflektiert	Unterschrift (Praxis-anleiter*in)
Gesprächsführung				
Durchführen von Einzelgesprächen				
Durchführen von Gruppengesprächen				
Person-Zentrierung: »Trost« (Kitwood)				
Person-Zentrierung: »Beziehung zu einer Person« (Kitwood)				
Person-Zentrierung: »Einbindung in der Gruppe« (Kitwood)				
Person-Zentrierung: »Beschäftigung« (Kitwood)				
Person-Zentrierung: »Identität« (Kitwood)				
Einfühlendes Verstehen (Rogers)				
Wertschätzung und Akzeptanz (Rogers)				
Echtheit und Fassadenfreiheit (Rogers)				
Gespräche mit dem Arzt, mit Therapeuten				
Grundprinzipien der Konfliktlösung anwenden				

Themen-/Kompetenzbereich II (2): Information, Schulung und Beratung bei Menschen aller Altersstufen assistierend mitgestalten.

Lernkompass – Inhalte pflegerischer Assistenzhandlungen	im Lernort »Schule« besprochen	im Lernort »Praxis« angeleitet	selbstständig praktiziert und reflektiert	Unterschrift (Praxisanleiter*in)
Beratung				
Beratung der zu Pflegenden				
Beratung der Angehörigen				
Anleitung zur Selbstpflege				
Anleitung der zu Pflegenden				
Anleitung der Angehörigen, Bezugspersonen				
Visuelle und verbale Anleitung durchführen				
Anbahnende Anleitung durchführen				
Methodisch-didaktische Prinzipien bei Präsentationen planen				
Unterstützung bei Schulungen und Präsentationen				
Kooperation mit dem sozialen Umfeld				
Familienangehörige, Freunde, Nachbarn				
Betreuer*in				

Themen-/Kompetenzbereich II (3): Ethisch reflektiert assistierend handeln.

Lernkompass – Inhalte pflegerischer Assistenzhandlungen	im Lernort »Schule« besprochen	im Lernort »Praxis« angeleitet	selbstständig praktiziert und reflektiert	Unterschrift (Praxisanleiter*in)
Pflege-Charta beachten				
ICN-Ethikkodex für Pflegende beachten				
Selbstbestimmungsrechte der zu Pflegenden beachten				
Religiöse Gewohnheiten der zu Pflegenden respektieren				
Kulturelle Gewohnheiten der zu Pflegenden respektieren				
Ethnische und andere Gewohnheiten respektieren				
Konfliktanalyse				
Konfliktlösungsstrategien (z. B. Konfliktgespräch)				

Themen-/Kompetenzbereich III (1): Eigenes Rollenbild im qualifikationsheterogenen Pflegeteam erkennen und daran assistierend mitwirken.

Lernkompass – Inhalte pflegerischer Assistenzhandlungen	im Lernort »Schule« besprochen	im Lernort »Praxis« angeleitet	selbstständig praktiziert und reflektiert	Unterschrift (Praxisanleiter*in)
Unterstützung bei der Anleitung Lernender				
Unterstützung bei der Einarbeitung neuer Mitarbeiter*innen				
Wertschätzender Umgang mit dem Kollegium				
Beteiligung an der Organisation pflegerischer Arbeit				
Bewusstsein von Abstimmung und Koordinierung				
Delegation an Personen mit anderem Qualifikationsniveau				
Konstruktives Kritisieren				
Unterstützung bei der Konfliktanalyse				
Unterstützung bei Konfliktlösungsstrategien				
Benutzen der »Kollegialen Beratung«				

Themen-/Kompetenzbereich III (2): Ärztliche Anordnungen im Pflegekontext unter Anleitung assistierend durchführen.

Lernkompass – Inhalte pflegerischer Assistenzhandlungen	im Lernort »Schule« besprochen	im Lernort »Praxis« angeleitet	selbstständig praktiziert und reflektiert	Unterschrift (Praxisanleiter*in)
Desinfektion				
Hygienische Händedesinfektion				
Desinfektionslösung herstellen				
Flächendesinfektion				
Geräte-/Instrumentendesinfektion				
Hygieneplan anwenden				
Schutzkleidung				
Steriles Material verwenden				
Umgang mit Einmalspritzen, -kanülen				
Sterile Handschuhe anziehen				
Umgang mit sterilem Verbandmaterial				

Lernkompass – Inhalte pflegerischer Assistenzhandlungen	im Lernort »Schule« besprochen	im Lernort »Praxis« angeleitet	selbstständig praktiziert und reflektiert	Unterschrift (Praxis-anleiter*in)
Assistenz im Umgang mit Medikamenten				
Medikamentenbestellung				
Medikamentenaufbereitung				
Medikamentenaufbewahrung und -entsorgung				
Assistenz bei der Arzneimittelverabreichung (R-Regeln)				
Assistenz bei Injektionen und Punktionen				
Vorbereitung des Materials				
Nachbereitung				
Fachgerechtes Entsorgen des Materials (Kanülenabwurf)				
Beobachtung der Einstichstelle; Weitergabe von Auffälligkeiten				
Assistenz beim Harnblasenkatheterismus				
Vorbereiten des Materials				
Assistenz während des Legens eines Harnblasenkatheters				
Nachbereitung				
Katheterpflege bei Dauerkathetern				
Assistenz bei der Wundversorgung				
Aseptischer Verbandwechsel (OP-Wunde, …)				
Septischer Verbandwechsel (Dekubitalulcera, …)				
Spezielle Verbände (Venenverweilkanüle, ZVK)				
Anlegen und Wechseln verschiedener Verbände (SBK, PEG)				
Wundspülung, Tamponade				
Wundrandabdeckung				
Anlegen eines Druckverbandes				
Wunddokumentation				
Assistenz bei der Sauerstoffgabe				
Anbringen der Sauerstoffmaske, -sonde				
Sauerstoffgerät bedienen				

Lernkompass – Inhalte pflegerischer Assistenzhandlungen	im Lernort »Schule« besprochen	im Lernort »Praxis« angeleitet	selbstständig praktiziert und reflektiert	Unterschrift (Praxisanleiter*in)
Assistenz bei der Trachealstomapflege				
Tracheostoma reinigen				
Tracheostomoa entfernen/einsetzen				
Assistenz beim Absaugen				
Absaugen (Mund-, Rachenraum)				
Umgang mit dem Absaugkatheter, Absauggerät				
Assistenz bei der Pflege einer Magensonde				
Assistenz beim Legen				
Wechseln des Pflasters				
Assistenz beim Reinigungseinlauf				
Lagerung des zu Pflegenden				
Assistenz bei der Durchführung des Einlaufs				
Assistenz bei der Anuspraeter-Versorgung				
Ein-, zweiteilige Versorgung				
Unterstützung bei der Darmirrigation				
Assistenz bei der Diagnostik: Untersuchung der Lunge				
Spirometrie				
Blutgasanalyse				
Tuberkulin-Test				
Assistenz bei der Bronchoskopie				
Assistenz bei der Diagnostik: Harnuntersuchungen				
Urinuntersuchung (Teststreifen; Spezifisches Gewicht)				
Sammelurin				

Lernkompass – Inhalte pflegerischer Assistenzhandlungen	im Lernort »Schule« besprochen	im Lernort »Praxis« angeleitet	selbstständig praktiziert und reflektiert	Unterschrift (Praxis-anleiter*in)
Assistenz bei Untersuchungen der Nerven				
Eigenreflexe (Achille-/Patellasehne)				
Fremdreflexe (Babinski, Bauchdeckenreflex)				
Assistenz bei Untersuchungen des Verdauungstraktes				
Glukose-Belastungs-Test (Pankreas)				
Assistenz bei der Magenspülung				
Assistenz bei der Gastroskopie				
Assistenz bei der Koloskopie				
Assistenz bei Untersuchungen von Herz, Kreislauf und Blut				
Assistenz bei Herzkatheteruntersuchung				
Schellong-Test				
Assistenz bei Blutentnahmen				
Blutzuckerkontrollen (BZ-Stix)				
Elektrokardiografie				
Assistenz bei Röntgenuntersuchungen				
Einhalten der Schutzvorschriften				
Pflege bei Kontrastmitteluntersuchungen				
Assistenz bei:				
Ultraschalluntersuchungen				
Kernspin-/Computertomografie				
Szintigrafie				

Themen-/Kompetenzbereich III (3): In interdisziplinären Teams an der Versorgung und Behandlung von Menschen aller Altersstufen assistierend mitwirken.

Lernkompass – Inhalte pflegerischer Assistenzhandlungen	im Lernort »Schule« besprochen	im Lernort »Praxis« angeleitet	selbstständig praktiziert und reflektiert	Unterschrift (Praxisanleiter*in)
Kooperation mit anderen Berufen				
Krankengymnast*in, Physio-, Ergotherapeut*in				
LTA, MFA, MTA, MTRA, PTA				
Stomatherapeut*in, Ernährungsberater*in				
Podologe*in				
Hausarzt*ärztin, Notdienst, Konsiliararzt*ärztin				
Apotheker*in, Sanitätsfachhandel				
Hygienebeauftragte*r				
Diätassistent*in, Mitarbeiter*in aus der Küche				
Friseur*in, Kosmetiker*in				
Sozialarbeiter*in				
Seelsorger*in je nach Religion der zu pflegenden Person				
Familienangehörige, Freunde				
Betreuer*in				

Themen-/Kompetenzbereich IV (1): Bei der Sicherung der Pflegequalität assistierend mitwirken.

Lernkompass – Inhalte pflegerischer Assistenzhandlungen	im Lernort »Schule« besprochen	im Lernort »Praxis« angeleitet	selbstständig praktiziert und reflektiert	Unterschrift (Praxisanleiter*in)
Assistenz bei der Qualitätssicherung				
Kontakt zu Einrichtungsbeirat/Patientenvertretung				
Kontakt zum Medizinischen Dienst der Krankenkassen				
Teilnahme an Qualitätszirkeln				
Pflegeexpertise einholen (Wundexpertise; Pain Nurses …)				
Beteiligung an interdisziplinären Besprechungen				
Mitwirkung an der Qualitätssicherung				

Themen-/Kompetenzbereich IV (2): Versorgungskontexte und Systemzusammenhänge sowie ökonomische und ökologische Prinzipien beachten.

Lernkompass – Inhalte pflegerischer Assistenzhandlungen	im Lernort »Schule« besprochen	im Lernort »Praxis« angeleitet	selbstständig praktiziert und reflektiert	Unterschrift (Praxis-anleiter*in)
Ausbildungs- und berufsbezogene Rechte und Pflichten				
Schweigepflicht				
Datenschutzbestimmungen				
Umgang mit persönlichen Sachen/Wertgegenständen				
Abrechnungsformalitäten, -systeme				
Diagnosis Related Groups				
Dienstplanung (arbeitsrechtliche Kenntnisse)				
Leitlinien für eine ökonomische Gestaltung der Einrichtung				
Ordnungsgemäße Abfallentsorgung				
Leitlinien für eine ökologische Gestaltung der Einrichtung				
Kontakt zum Verbraucherschutz				

Themen-/Kompetenzbereich V (1): Pflegehandeln an aktuellen wissenschaftlichen Erkenntnissen ausrichten.

Lernkompass – Inhalte pflegerischer Assistenzhandlungen	im Lernort »Schule« besprochen	im Lernort »Praxis« angeleitet	selbstständig praktiziert und reflektiert	Unterschrift (Praxis-anleiter*in)
Assistenz im Hinblick auf die Umsetzung der Expertenstandards				
Dekubitusprophylaxe				
Entlassungsmanagement				
Schmerzmanagement (akut)				
Schmerzmanagement (chronisch)				
Sturzprophylaxe				
Förderung der Harnkontinenz				
Pflege von Menschen mit chronischen Wunden				
Ernährungsmanagement				
Förderung der physiologischen Geburt				
Beziehungsgestaltung: Pflege von Menschen mit Demenz				
Erhaltung und Förderung der Mobilität				

Themen-/Kompetenzbereich V (2): Verantwortung für die Entwicklung (lebenslanges Lernen) der eigenen Persönlichkeit sowie für das berufliche Selbstverständnis als Assistenzkraft übernehmen.

Lernkompass – Inhalte pflegerischer Assistenzhandlungen	im Lernort »Schule« besprochen	im Lernort »Praxis« angeleitet	selbstständig praktiziert und reflektiert	Unterschrift (Praxis-anleiter*in)
Kontakt zum Ethikkomitee der Pflegeeinrichtung				
Kontakt zu Berufsorganisationen (-verbänden)				
Kontakt zur Mitarbeitervertretung				
Ausbildungsbereitschaft				
Informationsrecherche (z. B. Fachliteratur, Internet)				
Digitale Kommunikations- /Informationstechnologie nutzen				
Anwendung von Lerntechniken				
Zeitmanagement				
Mitschriften, Protokolle				
Eigenverantwortliche Ausbildungsdokumentation				
Teilnahme/Interesse an vertiefenden Fortbildungen				
Gesund arbeiten				
Rückengerechtes Arbeiten				
Sicherer Umgang mit Gefahrstoffen				
Arbeitsschutz, Unfallverhütung				
Sicherer Umgang mit medizinisch-technischen Geräten				
Eigene Suchtprävention (Bewusstsein)				
Eigene Stressprävention (Ausgleich)				
Burn-Out-Prävention				
Balance zwischen Nähe- und Distanz				
Mobbingprophylaxe (z. B. Ablehnen der Opferrolle)				
Supervision				
Berufliche Selbstreflexion				

9 Kompetenzkompass inkl. Gesprächsprotokollen und Beurteilungen

Orientierungs- und Entwicklungsgespräch des 1. Praktikums

Orientierungsgespräch am: _____ (möglichst vor oder kurze Zeit nach Einsatzbeginn)
Stellungnahme der*des Auszubildenden: An welchen Inhalten pflegerischer Assistenzhandlungen soll gearbeitet werden?

_____
_____
_____
_____

Stellungnahme der Praxisanleitung: An welchen pflegerischen Assistenzhandlungen kann gearbeitet werden?

_____
_____
_____
_____

Vereinbarter Termin für das *Entwicklungsgespräch* am: _____

_____   _____
Auszubildende*r   Praxisanleiter*in

Entwicklungsgespräch am: _____ (Termin nach der ersten Hälfte des Einsatzes)
Gemeinsame Reflexion: Welche pflegerischen Assistenzhandlungen wurden geübt bzw. noch nicht geübt? Gibt es Probleme? Wie ist das Verhältnis zwischen Praxisanleiter*in und der/des Lernenden?

_____
_____
_____
_____

Vereinbarter Termin für das *Auswertungsgespräch* am: _____ (Termin in den letzten Einsatztagen)

_____   _____
Auszubildende*r   Praxisanleiter*in

Kompetenzkompass für das 1. Praktikum

Datum _____ Bereich _____

	Kompetenzbereich: I. Pflegeprozess/-diagnostik (Die Praxisanleitung/-begleitung *kann* ihr Handzeichen hinter der Kompetenz eintragen, sobald diese umfassend reflektiert wurde. Zudem *kann* sie Feedbacksymbole* oder Noten auf einem separaten Blatt sammeln, um daraus einen Noten-Durchschnitt zu ermitteln.)	
	»Grundprinzipien des Pflegekonzeptes am Einsatzort identifizieren«	
	»beim Einsatz von Pflegeassessments assistierend unterstützen«	
	»Mobilität und Selbstversorgung assistierend unterstützen und dokumentieren«	
	»Gesundheitszustand und Ressourcen beobachten, ggf. Anpassung der Pflegeassistenz«	
	»Vitalzeichen, Laborwerte und andere Faktoren systematisch erheben und interpretieren«	
	»Gezielte Bewegungsförderung bei Transfers/Lagewechsel assistierend durchführen«	
	»Hilfsmittel einsetzen, persönliche Gesunderhaltung, rückengerechtes Arbeit beachten«	
	»Selbstpflegegewohnheiten (z. B. Haut-/Körperpflege, Ausscheidung, Schlaf, Ernährung) ansprechen, bewerten und pflegeprozessorientierte Präventionen/Prophylaxen ableiten«	
	»assistierende Mitwirkung bei komplexen Problemlagen der Ernährung, Ausscheidung (z. B. Schluckstörung, Ablehnung von Essen/Trinken, künstliche Zu-/Ableitung, Harn/Stuhlinkontinenz)«	
	»Personen nach einfachen operativen Eingriffe pflegeprozessorientiert assistierend versorgen«	
	»bei der körperbezogenen Versorgung schwer pflegebedürftiger und wahrnehmungsbeeinträchtigter Personen assistierend mitarbeiten und die assistiven Interventionen fachlich begründen«	
	»ressourcenunterstützende Orientierung und Selbstbestimmung (Autonomie) beachten«	
	»Hygieneanforderungen umfassend beachten, Hygienehandeln organisieren und Unterschiede in den Versorgungsbereiche benennen, einordnen und begründen«	
	»assistierende Durchführung einfacher ärztlich verordneter Maßnahmen der Diagnostik und Therapie mit geringem Risikopotenzial, z. B. Assistenz bei Wundversorgung, Assistenz bei Injektionen«	
	»Sicherheitsrisiken erkennen; Patientensicherheit/Arbeitsschutz einordnen, klären und einsetzen«	
	»sichere Begleitung bei Ortswechsel inner-/außerhalb der Einrichtung (z. B. Arztbesuch)«	
	»Hinweise auf potenzielle Gewalteinwirkungen wahrnehmen und weiterleiten«	
	»Menschen mit Behinderung Möglichkeiten der Kompensation und Teilhabe erschließen«	
	»Informationen zur Lebenssituation/Pflegerelevanz persönlicher Informationen einschätzen«	
	»Tagesablauf aus der Sicht der zu pflegenden Person wahrnehmen«	
	»Stellenwert von Biografie und Lebensweltorientierung nachvollziehen und einbeziehen«	
	»Lebens-/Entwicklungsphasen (hinsichtl. aktueller Entwicklungsaufgaben/Krisen) einordnen«	
	»Mitwirkung bei Begleitung von Menschen (und deren Bezugspersonen) am Lebensende«	
	»Notfallsituationen erkennen und nach den Vorgaben des Notfallplans handeln«	
	»in lebensbedrohlichen Situationen lebensrettende Sofortmaßnahmen einleiten/übernehmen«	
	…	
	…	
	…	
	Kompetenzbereich: II. Kommunikation und Beratung (Die Praxisanleitung/-begleitung *kann* ihr Handzeichen hinter der Kompetenz eintragen, sobald diese umfassend reflektiert wurde. Zudem *kann* sie Feedbacksymbole* oder Noten auf einem separaten Blatt sammeln, um daraus einen Noten-Durchschnitt zu ermitteln.)	
	»Aufnahmegespräch nach Standard führen, dokumentieren und den Datenschutz beachten«	
	»Non-Verbale Interaktion (v. a. Berührung) gezielt wahrnehmen, einsetzen u. reflektieren«	
	»Orientierung und Handlungsplanung der zu pflegenden Person beobachten«	

»gesundheits-, alters- oder kulturbedingte Kommunikationsbarrieren erkennen und adäquat reagieren«	
»verständigungs- und situationsorientierte Gesprächsführung anwenden«	
»in der Beziehungsgestaltung die Relation von Nähe und Distanz berücksichtigen«	
»Empathie, Wertschätzung, Achtsamkeit und Kongruenz beachten«	
»Wertvorstellungen sowie eigene Haltungen erkennen, benennen und reflektieren«	
»Stimmungslagen/Emotionen der zu Pflegenden (z. B. »Angst, Traurigkeit, Einsamkeit) einbeziehen«	
»eigene Emotionen (z. B. gegenüber Schmerzen, Ängsten, fremden Leid oder herausfordernden bzw. ablehnenden Verhaltensformen) im Team reflektieren«	
»professionelle Information und Anleitung der zu pflegenden Menschen und ihrer Bezugspersonen zu einfachen pflege-, medizin-, gesundheitsbezogenen und/oder sozialrechtlichen Themen«	
»Konflikte und Dilemmata erkennen und unterscheiden«	
»Pflegecharta, Ethikkodize, Religion, Kultur sowie ethnische Gewohnheiten respektieren«	
…	
…	
…	

Kompetenzbereich: III. Intra- und Interprofessionelles Handeln
(Die Praxisanleitung/-begleitung *kann* ihr Handzeichen hinter der Kompetenz eintragen, sobald diese umfassend reflektiert wurde. Zudem *kann* sie Feedbacksymbole* oder Noten auf einem separaten Blatt sammeln, um daraus einen Noten-Durchschnitt zu ermitteln.)

»über Organisationsstruktur (Leitbild, Hygieneprinzipien, Dienstplan, Zuständigkeiten) informiert sein«	
»Tages- und Arbeitsabläufe verschiedener Schichten nachvollziehen«	
»Übergabeinformationen aufnehmen und einbringen«	
»intra- /interprofessionelle Kooperationen (z. B. Familie, soziale Netzwerke, Beratung) fördern«	
»Angehörige in die assistierende pflegerische Versorgung einbeziehen«	
»interprofessionelle Konflikte oder Gewaltphänomene und Gesprächsbedarf erfassen und melden«	
»Gedanken/Hypothesen zur Lebenssituation der zu Pflegenden entwickeln/im Team austauschen«	
»Teilnahme an Fallbesprechungen im intra- und interdisziplinären Team«	
»Prozesse der kollegialen Beratung/der Supervision im Alltag des Pflegeteams erfahren«	
…	
…	

Kompetenzbereich: IV. Gesetze und Leitlinien
(Die Praxisanleitung/-begleitung *kann* ihr Handzeichen hinter der Kompetenz eintragen, sobald diese umfassend reflektiert wurde. Zudem *kann* sie Feedbacksymbole* oder Noten auf einem separaten Blatt sammeln, um daraus einen Noten-Durchschnitt zu ermitteln.)

»den Beruf unter Aufsicht und Anleitung einer Pflegefachkraft ausüben«	
»Pflegequalität durch Unterstützung der Evaluation sicherstellen«	
»Ökonomische und ökologische Prinzipien beachten«	
»gesetzliche Vorgaben sowie ausbildungs- und berufsbezogene Rechte und Pflichten kennen«	
»über grundlegendes Wissen zur Gesetzgebung im Gesundheits- und Sozialsystem verfügen«	
…	
…	

Kompetenzbereich: V. Wissenschaft und Berufsethik
(Die Praxisanleitung/-begleitung *kann* ihr Handzeichen hinter der Kompetenz eintragen, sobald diese umfassend reflektiert wurde. Zudem *kann* sie Feedbacksymbole* oder Noten auf einem separaten Blatt sammeln, um daraus einen Noten-Durchschnitt zu ermitteln.)

»Pflegeassistenz an wissenschaftlichen Erkenntnissen (Forschungen, Theorien, Modellen) ausrichten«	
»eigene Gesundheitsförderung integrieren und reflektieren«	

»persönliche Gesunderhaltung berücksichtigen (z. B. Rückengerechtes Arbeiten)«	
»Aspekte der Unter-/Überforderung im Praxisfeld mit der Fachkraft besprechen«	
»eigene Belastungen in der Begegnung mit schweren Erkrankungen, Leid und Endlichkeit des Lebens und damit verbundene Erfahrungen im Beruf ansprechen«	
…	
…	
…	
Gesamtnote (Durchschnittswert) für die Kompetenzbereiche im 1. Praktikum:	

* Schulnoten oder Feedbacksymbole; Beurteilung durch Praxisbegleitung und die Praxisanleitung

Bemerkungen

_____

_____

_____

_____

_____

_____

_____

_____

_____

_____   _____
Auszubildende*r   Praxisanleiter*in oder Praxisbegleiter*in

Kompetenzscheiben des 1. Praktikums

In der folgenden Tabelle ist in jeder Zeile eines der Feedbacksymbole (++ bis – bzw. ∅) anzukreuzen und zwar von der*dem *Auszubildenden als Selbsteinschätzung* mit einem blauen Stift sowie von der *Praxisanleitung als Fremdbeurteilung* mit einem roten Stift.

Fachkompetenz Die*Der Auszubildende ...	++	+	∅	–	– –
wählt adäquate Materialien für die Pflegeassistenz aus					
führt die Pflegeassistenz korrekt durch					
beachtet die Richtlinien der Hygiene					
beachtet die Arbeitssicherheit					
berichtet objektiv					
Mehrheitlich angekreuzte Feedbacksymbole der Fachkompetenz =					

Methodenkompetenz Die/Der Auszubildende ...	++	+	∅	–	– –
gestaltet den Arbeitsablauf und den Arbeitsplatz strukturiert					
verwendet Checklisten					
setzt Prioritäten					
unterscheidet nicht relevante von relevanten Informationen					
handhabt das Dokumentationssystem sicher					
Mehrheitlich angekreuzte Feedbacksymbole der Methodenkompetenz =					

Sozialkompetenz Die/Der Auszubildende ...	++	+	∅	–	– –
kommuniziert verständlich und nachvollziehbar					
beachtet die Schweigepflicht					
wahrt die Intimspähre, hält Nähe und Distanz im Gleichgewicht					
akzeptiert und übt konstruktive Kritik, zeigt Gesprächsbereitschaft					
trifft erforderliche Absprachen im Team					
Mehrheitlich angekreuzte Feedbacksymbole der Sozialkompetenz =					

Personalkompetenz Die/Der Auszubildende ...	++	+	∅	–	– –
kennt Handlungsgrenzen; wägt subjektive und objektive Daten ab					
tritt wertschätzend und respektvoll auf					
berücksichtigt biografische Daten					
akzeptiert Verhalten und Gefühle anderer					
passt die Pflegeassistenzhandlungen an die aktuelle Situation an					
Mehrheitlich angekreuzte Feedbacksymbole der Personalkompetenz =					

Am Ende des 1. Praktikums können dann die mehrheitlich angekreuzten ermittelten Feedbacksymbole der vier Einzelkompetenzen (unterteilt in Fach-, Methoden-, Sozial- und Personalkompetenz) jeweils in den entsprechenden Quadranten der Kompetenzscheibe markiert und miteinander verbunden werden. Dann werden die vier markierten Punkte miteinander verbunden (s. Beispiel im ▶ Kap. 5), sodass ein Kompetenz-Viereck entsteht. Je winziger es ist, desto ausgeprägter sind die erworbenen Kompetenzen der*des Auszubildenden. Dieses *tendenzielle Selbst- und Fremdfeedback* dient als erste Einschätzung und Rückmeldung. Es ist noch keine objektive Gesamtbewertung der praktischen Ausbildungsphase.

Selbsteinschätzung (vom Auszubildenden auszufüllen)

Fachkompetenz — Methodenkompetenz

– –
–
+
++

Personalkompetenz — Sozialkompetenz

Fremdbeurteilung (von der Praxisanleitung auszufüllen)

Fachkompetenz — Methodenkompetenz

– –
–
+
++

Personalkompetenz — Sozialkompetenz

_____   _____
Praxisanleiter*in   Praxisbegleiter*in

Beurteilung des 1. Praktikums

Datum _____ Bereich _____

1. Arbeitsweise	Der*Die Lernende …	1	2	3	4	5	6	Ø
	plant und organisiert sorgfältig							
	stellt klare und präzise Fragen							
	geht mit Störungen im Arbeitsablauf situationsgerecht um							
	arbeitet bewohner-/patientenorientiert							
	beachtet die Wirtschaftlichkeit im Umgang mit Material							
	ist bereit, neue Methoden und Materialien einzusehen							
	kennt und beachtet die Schweigepflicht							
	kann Neues auffassen							
	setzt erlerntes theoretisches Wissen in die Praxis um							
	ist in der Lage, sich auf die Arbeit zu konzentrieren							
	zeigt Interesse an der Tätigkeit							
2. Sozialverhalten/Verhalten im Team	**Der*Die Lernende …**	**1**	**2**	**3**	**4**	**5**	**6**	**Ø**
	akzeptiert konstruktive Kritik							
	ist zu produktiver Zusammenarbeit mit anderen fähig							
	übt konstruktive Kritik							
	beachtet die Anforderungen an die persönliche Hygiene							
	erkennt eigene Grenzen und kann damit umgehen							
3. Sozialpflegerische Fähigkeiten		**1**	**2**	**3**	**4**	**5**	**6**	**Ø**
	erkennt seelische und soziale Bedürfnisse							
	zeigt Einfühlungsvermögen							
	erkennt soziale und psychische Veränderungen							
	berücksichtigt biografische Daten							
	kann Gruppen betreuen							
	fördert die Selbstständigkeit durch Aktivierung							
	fördert die Wahrnehmungsfähigkeit							
4. Kommunikation und Kontakt mit Menschen	**Der*Die Lernende …**	**1**	**2**	**3**	**4**	**5**	**6**	**Ø**
	baut Beziehungen zu Menschen auf							
	beachtet die Persönlichkeit des Menschen							
	spricht mit Mitarbeitern und den zu Pflegenden angemessen und verständlich							
	kann mit alten Menschen situationsadäquate Gespräche führen							
5. Assistenz bei der Umsetzung des Pflegeprozesses	**Der*Die Lernende …**	**1**	**2**	**3**	**4**	**5**	**6**	**Ø**
	sammelt gezielt Informationen aus vorhandenen Quellen							
	erfasst (mit Hilfe der Pflegefachkraft) Probleme und Ressourcen							
	unterstützt die Formulierung korrekter Nah- und Fernziele							
	plant assistierende Pflegemaßnahmen mit einer Pflegefachkraft fachlich richtig und vollständig							
	schreibt den Bericht über ihre Pflegeassistenz übersichtlich und sachlich korrekt							
	wertet die Pflege aus, überprüft deren Durchführung und Wirkung							

6. Fachliche Kenntnisse und Fertigkeiten	Der*Die Lernende …						
a) Beobachtung		1	2	3	4	5	6	Ø
	Hautzustand							
	Schlaf-/Wachrhythmus							
	Ess- und Trinkverhalten							
	Ausscheidung (Stuhl, Urin, Schweiß, Erbrochenes …)							
b) Assistenz bei der Körperpflege und Kleidung		1	2	3	4	5	6	Ø
	Hilfestellung bei der Ganzkörperwaschung							
	Hilfestellung beim Duschen und Baden							
	Baden mit Liftereinsatz							
	Mundpflege/Prothesenpflege							
	Hilfestellung beim An- und Auskleiden							
c) Fachliche Assistenz bei Prophylaxen		1	2	3	4	5	6	Ø
	Intertrigo- und Dekubitusprophylaxe							
	Thrombo-Embolie-Prophylaxe							
	Kontrakturprophylaxe							
	Pneumonieprophylaxe							
	Soor- und Parotitisprophylaxe							
	Aspirationsprophylaxe							
	Obstipationsprophylaxe							
	Dehydratationsprophylaxe							
	Zystitisprophylaxe							
	Schmerzprophylaxe							
	Sturzprophylaxe							
	Desorientierungsprophylaxe							
	Deprivationsprophylaxe							
	(Wund-)Infektionsprophylaxe							
d) Betten und Lagerung		1	2	3	4	5	6	Ø
	Hygiene beim Betten							
	Betten bettlägeriger Personen							
	Oberkörperhochlagerung, Rücken- und Bauchlagerung							
	Seitenlagerungen (30°-, 90°-Seitenlagerung)							
	Notfalllagerungen (Antitrendlenburglagerung, …)							
	Lagerung nach dem Bobath-Konzept							
e) Mobilisation		1	2	3	4	5	6	Ø
	Durchführung von Transfers							
	Rückengerechte Arbeitsweise							
	Umgang mit dem Rollstuhl, Gehwagen, Rollator							
	Umgang mit dem Lifter							
	Unterstützung beim Gehen							
	Motivation zur Mobilisation, Fördern der Eigenständigkeit							

f) Nahrungsaufnahme	1	2	3	4	5	6	Ø
mundgerechte, appetitliche Zubereitung der Mahlzeiten							
Geduld u. Einfühlungsvermögen beim Reichen der Mahlzeiten							
Kontrolle und Unterstützung des Schluckaktes							
korrekte Vorgehensweise bei der Flüssigkeitsbilanzierung							

7. Vitalzeichen und Blutzuckerkontrolle — Der*Die Lernende …	1	2	3	4	5	6	Ø
führt Vitalzeichen- und BZ-Kontrollen korrekt durch							
leitet bei abweichenden Werten entsprechende Maßnahmen ein							

8. Berichterstattung und Dokumentation — Der*Die Lernende …	1	2	3	4	5	6	Ø
nimmt aktiv an Übergaben und Teamsitzungen teil							
gibt Beobachtungen gezielt, sachlich und inhaltlich korrekt weiter							
dokumentiert Beobachtungen und Veränderungen							

9. Schaffen optimaler Voraussetzungen — Der*Die Lernende …	1	2	3	4	5	6	Ø
geht behutsam auf Patienten zu							
kennt mögliche Folgen von zu viel Nähe bzw. Distanz							
kennt die rechtliche Situation							
verarbeitet eventuelle eigene Ängste							
baut bestehende eigene Ängste ab							

10. Berichterstattung und Dokumentation — Der*Die Lernende …	1	2	3	4	5	6	Ø
nimmt aktiv an Übergaben und Teambesprechungen teil							
gibt Beobachtungen gezielt, sachlich und inhaltlich korrekt weiter							
hält Beobachtungen und Veränderungen im Dokumentationssystem fest							

Ø = keine Übungsmöglichkeit

Gesamtnote (Durchschnittswert) für die direkte Pflegeassistenz im 1. Praktikum:

_____ _____
Auszubildende*r   Praxisanleiter*in

Auswertung des 1. Praktikums am _____ (Termin in den letzten Einsatztagen)

Stellungnahme der*des Auszubildenden (positive/negative Aspekte)

_____
_____
_____
_____
_____
_____
_____
_____
_____

Stellungnahme der Praxisanleitung (positive/negative Aspekte)

_____
_____
_____
_____
_____
_____
_____
_____
_____

Beurteilung (entsprechend des Ausbildungsstandes) nach dem Schulnotensystem:

_____

Diese Note wurde gemäß dem *Durchschnitt* der für das 1. Praktikum relevanten Noten ermittelt. Hierzu *können* die *Gesamtnote* für die Kompetenzbereiche im 1. Praktikum (siehe S. 41) *und/oder* die *Gesamtnote* für die direkte Pflegeassistenz im 1. Praktikum (siehe S. 46) berücksichtigt werden.

Die Gesamtnote wurde mit der*dem Auszubildenden besprochen. Weicht die rechnerisch ermittelte Durchschnittsnote von der Gesamtbewertung der Praxisanleitung ab, kann diese die Note mit entsprechender Begründung in den schriftlichen Bemerkungen verändern.

_____	_____
Auszubildende*r	Bezeichnung der Praxiseinrichtung
_____	_____
Leiter*in der Praxiseinrichtung	Praxisanleiter*in
_____	_____
Stempel der Pflegeschule	Praxisbegleiter*in

Orientierungs- und Entwicklungsgespräch des 2. Praktikums

Orientierungsgespräch am: _____ (möglichst vor oder kurze Zeit nach Einsatzbeginn)
Stellungnahme der*des Auszubildenden: An welchen Inhalten pflegerischer Assistenzhandlungen soll gearbeitet werden?

_____
_____
_____
_____

Stellungnahme der Praxisanleitung: An welchen pflegerischen Assistenzhandlungen kann gearbeitet werden?

_____
_____
_____
_____

Vereinbarter Termin für das *Entwicklungsgespräch* am: _____

_____   _____
Auszubildende*r   Praxisanleiter*in

Entwicklungsgespräch am: _____ (Termin nach der ersten Hälfte des Einsatzes)
Gemeinsame Reflexion: Welche pflegerischen Assistenzhandlungen wurden geübt bzw. noch nicht geübt? Gibt es Probleme? Wie ist das Verhältnis zwischen Praxisanleiter*in und der/des Lernenden?

_____
_____
_____
_____

Vereinbarter Termin für das *Auswertungsgespräch* am: _____ (Termin in den letzten Einsatztagen)

_____   _____
Auszubildende*r   Praxisanleiter*in

Kompetenzkompass für das 2. Praktikum

Datum _____   Bereich _____

Kompetenzbereich: I. Pflegeprozess/-diagnostik (Die Praxisanleitung/-begleitung *kann* ihr Handzeichen hinter der Kompetenz eintragen, sobald diese umfassend reflektiert wurde. Zudem *kann* sie Feedbacksymbole* oder Noten auf einem separaten Blatt sammeln, um daraus einen Noten-Durchschnitt zu ermitteln.)	
»Grundprinzipien des Pflegekonzeptes am Einsatzort identifizieren«	
»beim Einsatz von Pflegeassessments assistierend unterstützen«	
»Mobilität und Selbstversorgung assistierend unterstützen und dokumentieren«	
»Gesundheitszustand und Ressourcen beobachten, ggf. Anpassung der Pflegeassistenz«	
»Vitalzeichen, Laborwerte und andere Faktoren systematisch erheben und interpretieren«	
»Gezielte Bewegungsförderung bei Transfers/Lagewechsel assistierend durchführen«	
»Hilfsmittel einsetzen, persönliche Gesunderhaltung, rückengerechtes Arbeit beachten«	
»Selbstpflegegewohnheiten (z. B. Haut-/Körperpflege, Ausscheidung, Schlaf, Ernährung) ansprechen, bewerten und pflegeprozessorientierte Präventionen/Prophylaxen ableiten«	
»assistierende Mitwirkung bei komplexen Problemlagen der Ernährung, Ausscheidung (z. B. Schluckstörung, Ablehnung von Essen/Trinken, künstliche Zu-/Ableitung, Harn/Stuhlinkontinenz)«	
»Personen nach einfachen operativen Eingriffe pflegeprozessorientiert assistierend versorgen«	
»bei der körperbezogenen Versorgung schwer pflegebedürftiger und wahrnehmungsbeeinträchtigter Personen assistierend mitarbeiten und die assistiven Interventionen fachlich begründen«	
»ressourcenunterstützende Orientierung und Selbstbestimmung (Autonomie) beachten«	
»Hygieneanforderungen umfassend beachten, Hygienehandeln organisieren und Unterschiede in den Versorgungsbereiche benennen, einordnen und begründen«	
»assistierende Durchführung einfacher ärztlich verordneter Maßnahmen der Diagnostik und Therapie mit geringem Risikopotenzial, z. B. Assistenz bei Wundversorgung, Assistenz bei Injektionen«	
»Sicherheitsrisiken erkennen; Patientensicherheit/Arbeitsschutz einordnen, klären und einsetzen«	
»sichere Begleitung bei Ortswechsel inner-/außerhalb der Einrichtung (z. B. Arztbesuch)«	
»Hinweise auf potenzielle Gewalteinwirkungen wahrnehmen und weiterleiten«	
»Menschen mit Behinderung Möglichkeiten der Kompensation und Teilhabe erschließen«	
»Informationen zur Lebenssituation/Pflegerelevanz persönlicher Informationen einschätzen«	
»Tagesablauf aus der Sicht der zu pflegenden Person wahrnehmen«	
»Stellenwert von Biografie und Lebensweltorientierung nachvollziehen und einbeziehen«	
»Lebens-/Entwicklungsphasen (hinsichtl. Aktueller Entwicklungsaufgaben/Krisen) einordnen«	
»Mitwirkung bei Begleitung von Menschen (und deren Bezugspersonen) am Lebensende«	
»Notfallsituationen erkennen und nach den Vorgaben des Notfallplans handeln«	
»in lebensbedrohlichen Situationen lebensrettende Sofortmaßnahmen einleiten/übernehmen«	
…	
…	
…	
Kompetenzbereich: II. Kommunikation und Beratung (Die Praxisanleitung/-begleitung *kann* ihr Handzeichen hinter der Kompetenz eintragen, sobald diese umfassend reflektiert wurde. Zudem *kann* sie Feedbacksymbole* oder Noten auf einem separaten Blatt sammeln, um daraus einen Noten-Durchschnitt zu ermitteln.)	
»Aufnahmegespräch nach Standard führen, dokumentieren und den Datenschutz beachten«	
»Non-Verbale Interaktion (v. a. Berührung) gezielt wahrnehmen, einsetzen u. reflektieren«	
»Orientierung und Handlungsplanung der zu pflegenden Person beobachten«	

»gesundheits-, alters- oder kulturbedingte Kommunikationsbarrieren erkennen und adäquat reagieren«	
»verständigungs- und situationsorientierte Gesprächsführung anwenden«	
»in der Beziehungsgestaltung die Relation von Nähe und Distanz berücksichtigen«	
»Empathie, Wertschätzung, Achtsamkeit und Kongruenz beachten«	
»Wertvorstellungen sowie eigene Haltungen erkennen, benennen und reflektieren«	
»Stimmungslagen/Emotionen der zu Pflegenden (z. B. »Angst, Traurigkeit, Einsamkeit) einbeziehen«	
»eigene Emotionen (z. B. gegenüber Schmerzen, Ängsten, fremden Leid oder herausfordernden bzw. ablehnenden Verhaltensformen) im Team reflektieren«	
»professionelle Information und Anleitung der zu pflegenden Menschen und ihrer Bezugspersonen zu einfachen pflege-, medizin-, gesundheitsbezogenen und/oder sozialrechtlichen Themen«	
»Konflikte und Dilemmata erkennen und unterscheiden«	
»Pflegecharta, Ethikkodize, Religion, Kultur sowie ethnische Gewohnheiten respektieren«	
…	
…	
…	

Kompetenzbereich: III. Intra- und Interprofessionelles Handeln
(Die Praxisanleitung/-begleitung *kann* ihr Handzeichen hinter der Kompetenz eintragen, sobald diese umfassend reflektiert wurde. Zudem *kann* sie Feedbacksymbole* oder Noten auf einem separaten Blatt sammeln, um daraus einen Noten-Durchschnitt zu ermitteln.)

»über Organisationsstruktur (Leitbild, Hygieneprinzipien, Dienstplan, Zuständigkeiten) informiert sein«	
»Tages- und Arbeitsabläufe verschiedener Schichten nachvollziehen«	
»Übergabeinformationen aufnehmen und einbringen«	
»intra- /interprofessionelle Kooperationen (z. B. Familie, soziale Netzwerke, Beratung) fördern«	
»Angehörige in die assistierende pflegerische Versorgung einbeziehen«	
»interprofessionelle Konflikte oder Gewaltphänomene und Gesprächsbedarf erfassen und melden«	
»Gedanken/Hypothesen zur Lebenssituation der zu Pflegenden entwickeln/im Team austauschen«	
»Teilnahme an Fallbesprechungen im intra- und interdisziplinären Team«	
»Prozesse der kollegialen Beratung/der Supervision im Alltag des Pflegeteams erfahren«	
…	
…	

Kompetenzbereich: IV. Gesetze und Leitlinien
(Die Praxisanleitung/-begleitung *kann* ihr Handzeichen hinter der Kompetenz eintragen, sobald diese umfassend reflektiert wurde. Zudem *kann* sie Feedbacksymbole* oder Noten auf einem separaten Blatt sammeln, um daraus einen Noten-Durchschnitt zu ermitteln.)

»den Beruf unter Aufsicht und Anleitung einer Pflegefachkraft ausüben«	
»Pflegequalität durch Unterstützung der Evaluation sicherstellen«	
»Ökonomische und ökologische Prinzipien beachten«	
»gesetzliche Vorgaben sowie ausbildungs- und berufsbezogene Rechte und Pflichten kennen«	
»über grundlegendes Wissen zur Gesetzgebung im Gesundheits- und Sozialsystem verfügen«	
…	
…	

Kompetenzbereich: V. Wissenschaft und Berufsethik
(Die Praxisanleitung/-begleitung *kann* ihr Handzeichen hinter der Kompetenz eintragen, sobald diese umfassend reflektiert wurde. Zudem *kann* sie Feedbacksymbole* oder Noten auf einem separaten Blatt sammeln, um daraus einen Noten-Durchschnitt zu ermitteln.)

»Pflegeassistenz an wissenschaftlichen Erkenntnissen (Forschungen, Theorien, Modellen) ausrichten«	
»eigene Gesundheitsförderung integrieren und reflektieren«	

»persönliche Gesunderhaltung berücksichtigen (z. B. Rückengerechtes Arbeiten)«	
»Aspekte der Unter-/Überforderung im Praxisfeld mit der Fachkraft besprechen«	
»eigene Belastungen in der Begegnung mit schweren Erkrankungen, Leid und Endlichkeit des Lebens und damit verbundene Erfahrungen im Beruf ansprechen«	
	…
	…
	…
Gesamtnote (Durchschnittswert) für die Kompetenzbereiche im 2. Praktikum:	

* Schulnoten oder Feedbacksymbole; Beurteilung durch Praxisbegleitung und die Praxisanleitung

Bemerkungen

_____
_____
_____
_____
_____
_____
_____
_____
_____

_____   _____
Auszubildende*r   Praxisanleiter*in oder Praxisbegleiter*in

Kompetenzscheiben des 2. Praktikums

In der folgenden Tabelle ist in jeder Zeile eines der Feedbacksymbole (++ bis – bzw. ∅) anzukreuzen und zwar von der*dem *Auszubildenden als Selbsteinschätzung* mit einem blauen Stift sowie von der *Praxisanleitung als Fremdbeurteilung* mit einem roten Stift.

Fachkompetenz — Die*Der Auszubildende…	++	+	∅	–	– –
wählt adäquate Materialien für die Pflegeassistenz aus					
führt die Pflegeassistenz korrekt durch					
beachtet die Richtlinien der Hygiene					
beachtet die Arbeitssicherheit					
berichtet objektiv					
Mehrheitlich angekreuzte Feedbacksymbole der Fachkompetenz =					

Methodenkompetenz — Die/Der Auszubildende…	++	+	∅	–	– –
gestaltet den Arbeitsablauf und den Arbeitsplatz strukturiert					
verwendet Checklisten					
setzt Prioritäten					
unterscheidet nicht relevante von relevanten Informationen					
handhabt das Dokumentationssystem sicher					
Mehrheitlich angekreuzte Feedbacksymbole der Methodenkompetenz =					

Sozialkompetenz — Die/Der Auszubildende…	++	+	∅	–	– –
kommuniziert verständlich und nachvollziehbar					
beachtet die Schweigepflicht					
wahrt die Intimspähre, hält Nähe und Distanz im Gleichgewicht					
akzeptiert und übt konstruktive Kritik, zeigt Gesprächsbereichtschaft					
trifft erforderliche Absprachen im Team					
Mehrheitlich angekreuzte Feedbacksymbole der Sozialkompetenz =					

Personalkompetenz — Die/Der Auszubildende…	++	+	∅	–	– –
kennt Handlungsgrenzen; wägt subjektive und objektive Daten ab					
tritt wertschätzend und respektvoll auf					
berücksichtigt biografische Daten					
akzeptiert Verhalten und Gefühle anderer					
passt die Pflegeassistenzhandlungen an die aktuelle Situation an					
Mehrheitlich angekreuzte Feedbacksymbole der Personalkompetenz =					

Am Ende des 2. Praktikums können dann die mehrheitlich angekreuzten ermittelten Feedbacksymbole der vier Einzelkompetenzen (unterteilt in Fach-, Methoden-, Sozial- und Personalkompetenz) jeweils in den entsprechenden Quadranten der Kompetenzscheibe markiert und miteinander verbunden werden. Dann werden die vier markierten Punkte miteinander verbunden (s. Beispiel im ▶ Kap. 5), sodass ein Kompetenz-Viereck entsteht. Je winziger es ist, desto ausgeprägter sind die erworbenen Kompetenzen der*des Auszubildenden. Dieses *tendenzielle Selbst- und Fremdfeedback* dient als erste Einschätzung und Rückmeldung. Es ist noch keine objektive Gesamtbewertung der praktischen Ausbildungsphase.

Selbsteinschätzung (vom Auszubildenden auszufüllen)

Fachkompetenz		Methodenkompetenz
	− −	
	−	
	+	
	++	
Personalkompetenz		Sozialkompetenz

Fremdbeurteilung (von der Praxisanleitung auszufüllen)

Fachkompetenz		Methodenkompetenz
	− −	
	−	
	+	
	++	
Personalkompetenz		Sozialkompetenz

_____   _____
Praxisanleiter*in   Praxisbegleiter*in

Beurteilung des 2. Praktikums

Datum _____ Bereich _____

1. Arbeitsweise	Der*Die Lernende …	1	2	3	4	5	6	Ø
	plant und organisiert sorgfältig							
	stellt klare und präzise Fragen							
	geht mit Störungen im Arbeitsablauf situationsgerecht um							
	arbeitet bewohner-/patientenorientiert							
	beachtet die Wirtschaftlichkeit im Umgang mit Material							
	ist bereit, neue Methoden und Materialien einzusehen							
	kennt und beachtet die Schweigepflicht							
	kann Neues auffassen							
	setzt erlerntes theoretisches Wissen in die Praxis um							
	ist in der Lage, sich auf die Arbeit zu konzentrieren							
	zeigt Interesse an der Tätigkeit							
2. Sozialverhalten/Verhalten im Team	Der*Die Lernende …	1	2	3	4	5	6	Ø
	akzeptiert konstruktive Kritik							
	ist zu produktiver Zusammenarbeit mit anderen fähig							
	übt konstruktive Kritik							
	beachtet die Anforderungen an die persönliche Hygiene							
	erkennt eigene Grenzen und kann damit umgehen							
3. Sozialpflegerische Fähigkeiten	Der*Die Lernende …	1	2	3	4	5	6	Ø
	erkennt seelische und soziale Bedürfnisse							
	zeigt Einfühlungsvermögen							
	erkennt soziale und psychische Veränderungen							
	berücksichtigt biografische Daten							
	kann Gruppen betreuen							
	fördert die Selbstständigkeit durch Aktivierung							
	fördert die Wahrnehmungsfähigkeit							
4. Kommunikation und Kontakt mit Menschen	Der*Die Lernende …	1	2	3	4	5	6	Ø
	baut Beziehungen zu Menschen auf							
	beachtet die Persönlichkeit des Menschen							
	spricht mit Mitarbeitern und den zu Pflegenden angemessen und verständlich							
	kann mit alten Menschen situationsadäquate Gespräche führen							
5. Assistenz bei der Umsetzung des Pflegeprozesses	Der*Die Lernende …	1	2	3	4	5	6	Ø
	sammelt gezielt Informationen aus vorhandenen Quellen							
	erfasst (mit Hilfe der Pflegefachkraft) Probleme und Ressourcen							
	unterstützt die Formulierung korrekter Nah- und Fernziele							
	plant assistierende Pflegemaßnahmen mit einer Pflegefachkraft fachlich richtig und vollständig							
	schreibt den Bericht über ihre Pflegeassistenz übersichtlich und sachlich korrekt							
	wertet die Pflege aus, überprüft deren Durchführung und Wirkung							

6. Fachliche Kenntnisse und Fertigkeiten Der*Die Lernende …							
a) Beobachtung	1	2	3	4	5	6	Ø
Hautzustand							
Schlaf-/Wachrhythmus							
Ess- und Trinkverhalten							
Ausscheidung (Stuhl, Urin, Schweiß, Erbrochenes …)							
b) Assistenz bei der Körperpflege und Kleidung	1	2	3	4	5	6	Ø
Hilfestellung bei der Ganzkörperwaschung							
Hilfestellung beim Duschen und Baden							
Baden mit Liftereinsatz							
Mundpflege/Prothesenpflege							
Hilfestellung beim An- und Auskleiden							
c) Fachliche Assistenz bei Prophylaxen	1	2	3	4	5	6	Ø
Intertrigo- und Dekubitusprophylaxe							
Thrombo-Embolie-Prophylaxe							
Kontrakturprophylaxe							
Pneumonieprophylaxe							
Soor- und Parotitisprophylaxe							
Aspirationsprophylaxe							
Obstipationsprophylaxe							
Dehydratationsprophylaxe							
Zystitisprophylaxe							
Schmerzprophylaxe							
Sturzprophylaxe							
Desorientierungsprophylaxe							
Deprivationsprophylaxe							
(Wund-)Infektionsprophylaxe							
d) Betten und Lagerung	1	2	3	4	5	6	Ø
Hygiene beim Betten							
Betten bettlägeriger Personen							
Oberkörperhochlagerung, Rücken- und Bauchlagerung							
Seitenlagerungen (30°-, 90°-Seitenlagerung)							
Notfalllagerungen (Antitrendlenburglagerung, …)							
Lagerung nach dem Bobath-Konzept							
e) Mobilisation	1	2	3	4	5	6	Ø
Durchführung von Transfers							
Rückengerechte Arbeitsweise							
Umgang mit dem Rollstuhl, Gehwagen, Rollator							
Umgang mit dem Lifter							
Unterstützung beim Gehen							
Motivation zur Mobilisation, Fördern der Eigenständigkeit							

f) Nahrungsaufnahme	1	2	3	4	5	6	Ø
mundgerechte, appetitliche Zubereitung der Mahlzeiten							
Geduld u. Einfühlungsvermögen beim Reichen der Mahlzeiten							
Kontrolle und Unterstützung des Schluckaktes							
korrekte Vorgehensweise bei der Flüssigkeitsbilanzierung							
7. Vitalzeichen und Blutzuckerkontrolle Der*Die Lernende …	1	2	3	4	5	6	Ø
führt Vitalzeichen- und BZ-Kontrollen korrekt durch							
leitet bei abweichenden Werten entsprechende Maßnahmen ein							
8. Berichterstattung und Dokumentation Der*Die Lernende …	1	2	3	4	5	6	Ø
nimmt aktiv an Übergaben und Teamsitzungen teil							
gibt Beobachtungen gezielt, sachlich und inhaltlich korrekt weiter							
dokumentiert Beobachtungen und Veränderungen							
9. Schaffen optimaler Voraussetzungen Der*Die Lernende …	1	2	3	4	5	6	Ø
geht behutsam auf Patienten zu							
kennt mögliche Folgen von zu viel Nähe bzw. Distanz							
kennt die rechtliche Situation							
verarbeitet eventuelle eigene Ängste							
baut bestehende eigene Ängste ab							
10. Berichterstattung und Dokumentation Der*Die Lernende …	1	2	3	4	5	6	Ø
nimmt aktiv an Übergaben und Teambesprechungen teil							
gibt Beobachtungen gezielt, sachlich und inhaltlich korrekt weiter							
hält Beobachtungen und Veränderungen im Dokumentationssystem fest							

Ø = keine Übungsmöglichkeit

Gesamtnote (Durchschnittswert) für die direkte Pflegeassistenz im 2. Praktikum:	

_____ _____

Auszubildende*r   Praxisanleiter*in

Auswertung des 2. Praktikums am _____ (Termin in den letzten Einsatztagen)

Stellungnahme der*des Auszubildenden (positive/negative Aspekte)

_____
_____
_____
_____
_____
_____
_____
_____
_____

Stellungnahme der Praxisanleitung (positive/negative Aspekte)

_____
_____
_____
_____
_____
_____
_____
_____
_____

Beurteilung (entsprechend des Ausbildungsstandes) nach dem Schulnotensystem:

_____

Diese Note wurde gemäß dem *Durchschnitt* der für das 2. Praktikum relevanten Noten ermittelt. Hierzu *können* die *Gesamtnote* für die Kompetenzbereiche im 2. Praktikum (siehe S. 51) *und/oder* die *Gesamtnote* für die direkte Pflegeassistenz im 2. Praktikum (siehe S. 56) berücksichtigt werden.

Die Gesamtnote wurde mit der*dem Auszubildenden besprochen. Weicht die rechnerisch ermittelte Durchschnittsnote von der Gesamtbewertung der Praxisanleitung ab, kann diese die Note mit entsprechender Begründung in den schriftlichen Bemerkungen verändern.

_____   _____
Auszubildende*r   Bezeichnung der Praxiseinrichtung

_____   _____
Leiter*in der Praxiseinrichtung   Praxisanleiter*in

_____   _____
Stempel der Pflegeschule   Praxisbegleiter*in

Orientierungs- und Entwicklungsgespräch des 3. Praktikums

Orientierungsgespräch am: _____ (möglichst vor oder kurze Zeit nach Einsatzbeginn)
Stellungnahme der*des Auszubildenden: An welchen Inhalten pflegerischer Assistenzhandlungen soll gearbeitet werden?

_____
_____
_____
_____

Stellungnahme der Praxisanleitung: An welchen pflegerischen Assistenzhandlungen kann gearbeitet werden?

_____
_____
_____
_____

Vereinbarter Termin für das *Entwicklungsgespräch* am: _____

_____   _____
Auszubildende*r   Praxisanleiter*in

Entwicklungsgespräch am: _____ (Termin nach der ersten Hälfte des Einsatzes)
Gemeinsame Reflexion: Welche pflegerischen Assistenzhandlungen wurden geübt bzw. noch nicht geübt? Gibt es Probleme? Wie ist das Verhältnis zwischen Praxisanleiter*in und der/des Lernenden?

_____
_____
_____
_____

Vereinbarter Termin für das *Auswertungsgespräch* am: _____ (Termin in den letzten Einsatztagen)

_____   _____
Auszubildende*r   Praxisanleiter*in

Kompetenzkompass für das 3. Praktikum

Datum _____ Bereich _____

Kompetenzbereich: I. Pflegeprozess/-diagnostik (Die Praxisanleitung/-begleitung *kann* ihr Handzeichen hinter der Kompetenz eintragen, sobald diese umfassend reflektiert wurde. Zudem *kann* sie Feedbacksymbole* oder Noten auf einem separaten Blatt sammeln, um daraus einen Noten-Durchschnitt zu ermitteln.)	
»Grundprinzipien des Pflegekonzeptes am Einsatzort identifizieren«	
»beim Einsatz von Pflegeassessments assistierend unterstützen«	
»Mobilität und Selbstversorgung assistierend unterstützen und dokumentieren«	
»Gesundheitszustand und Ressourcen beobachten, ggf. Anpassung der Pflegeassistenz«	
»Vitalzeichen, Laborwerte und andere Faktoren systematisch erheben und interpretieren«	
»Gezielte Bewegungsförderung bei Transfers/Lagewechsel assistierend durchführen«	
»Hilfsmittel einsetzen, persönliche Gesunderhaltung, rückengerechtes Arbeit beachten«	
»Selbstpflegegewohnheiten (z. B. Haut-/Körperpflege, Ausscheidung, Schlaf, Ernährung) ansprechen, bewerten und pflegeprozessorientierte Präventionen/Prophylaxen ableiten«	
»assistierende Mitwirkung bei komplexen Problemlagen der Ernährung, Ausscheidung (z. B. Schluckstörung, Ablehnung von Essen/Trinken, künstliche Zu-/Ableitung, Harn/Stuhlinkontinenz)«	
»Personen nach einfachen operativen Eingriffe pflegeprozessorientiert assistierend versorgen«	
»bei der körperbezogenen Versorgung schwer pflegebedürftiger und wahrnehmungsbeeinträchtigter Personen assistierend mitarbeiten und die assistiven Interventionen fachlich begründen«	
»ressourcenunterstützende Orientierung und Selbstbestimmung (Autonomie) beachten«	
»Hygieneanforderungen umfassend beachten, Hygienehandeln organisieren und Unterschiede in den Versorgungsbereiche benennen, einordnen und begründen«	
»assistierende Durchführung einfacher ärztlich verordneter Maßnahmen der Diagnostik und Therapie mit geringem Risikopotenzial, z. B. Assistenz bei Wundversorgung, Assistenz bei Injektionen«	
»Sicherheitsrisiken erkennen; Patientensicherheit/Arbeitsschutz einordnen, klären und einsetzen«	
»sichere Begleitung bei Ortswechsel inner-/außerhalb der Einrichtung (z. B. Arztbesuch)«	
»Hinweise auf potenzielle Gewalteinwirkungen wahrnehmen und weiterleiten«	
»Menschen mit Behinderung Möglichkeiten der Kompensation und Teilhabe erschließen«	
»Informationen zur Lebenssituation/Pflegerelevanz persönlicher Informationen einschätzen«	
»Tagesablauf aus der Sicht der zu pflegenden Person wahrnehmen«	
»Stellenwert von Biografie und Lebensweltorientierung nachvollziehen und einbeziehen«	
»Lebens-/Entwicklungsphasen (hinsichtl. Aktueller Entwicklungsaufgaben/Krisen) einordnen«	
»Mitwirkung bei Begleitung von Menschen (und deren Bezugspersonen) am Lebensende«	
»Notfallsituationen erkennen und nach den Vorgaben des Notfallplans handeln«	
»in lebensbedrohlichen Situationen lebensrettende Sofortmaßnahmen einleiten/übernehmen«	
…	
…	
…	
Kompetenzbereich: II. Kommunikation und Beratung (Die Praxisanleitung/-begleitung *kann* ihr Handzeichen hinter der Kompetenz eintragen, sobald diese umfassend reflektiert wurde. Zudem *kann* sie Feedbacksymbole* oder Noten auf einem separaten Blatt sammeln, um daraus einen Noten-Durchschnitt zu ermitteln.)	
»Aufnahmegespräch nach Standard führen, dokumentieren und den Datenschutz beachten«	
»Non-Verbale Interaktion (v. a. Berührung) gezielt wahrnehmen, einsetzen u. reflektieren«	
»Orientierung und Handlungsplanung der zu pflegenden Person beobachten«	

»gesundheits-, alters- oder kulturbedingte Kommunikationsbarrieren erkennen und adäquat reagieren«	
»verständigungs- und situationsorientierte Gesprächsführung anwenden«	
»in der Beziehungsgestaltung die Relation von Nähe und Distanz berücksichtigen«	
»Empathie, Wertschätzung, Achtsamkeit und Kongruenz beachten«	
»Wertvorstellungen sowie eigene Haltungen erkennen, benennen und reflektieren«	
»Stimmungslagen/Emotionen der zu Pflegenden (z. B. »Angst, Traurigkeit, Einsamkeit) einbeziehen«	
»eigene Emotionen (z. B. gegenüber Schmerzen, Ängsten, fremden Leid oder herausfordernden bzw. ablehnenden Verhaltensformen) im Team reflektieren«	
»professionelle Information und Anleitung der zu pflegenden Menschen und ihrer Bezugspersonen zu einfachen pflege-, medizin-, gesundheitsbezogenen und/oder sozialrechtlichen Themen«	
»Konflikte und Dilemmata erkennen und unterscheiden«	
»Pflegecharta, Ethikkodize, Religion, Kultur sowie ethnische Gewohnheiten respektieren«	
…	
…	
…	

Kompetenzbereich: III. Intra- und Interprofessionelles Handeln
(Die Praxisanleitung/-begleitung *kann* ihr Handzeichen hinter der Kompetenz eintragen, sobald diese umfassend reflektiert wurde. Zudem *kann* sie Feedbacksymbole* oder Noten auf einem separaten Blatt sammeln, um daraus einen Noten-Durchschnitt zu ermitteln.)

»über Organisationsstruktur (Leitbild, Hygieneprinzipien, Dienstplan, Zuständigkeiten) informiert sein«	
»Tages- und Arbeitsabläufe verschiedener Schichten nachvollziehen«	
»Übergabeinformationen aufnehmen und einbringen«	
»intra- /interprofessionelle Kooperationen (z. B. Familie, soziale Netzwerke, Beratung) fördern«	
»Angehörige in die assistierende pflegerische Versorgung einbeziehen«	
»interprofessionelle Konflikte oder Gewaltphänomene und Gesprächsbedarf erfassen und melden«	
»Gedanken/Hypothesen zur Lebenssituation der zu Pflegenden entwickeln/im Team austauschen«	
»Teilnahme an Fallbesprechungen im intra- und interdisziplinären Team«	
»Prozesse der kollegialen Beratung/der Supervision im Alltag des Pflegeteams erfahren«	
…	
…	

Kompetenzbereich: IV. Gesetze und Leitlinien
(Die Praxisanleitung/-begleitung *kann* ihr Handzeichen hinter der Kompetenz eintragen, sobald diese umfassend reflektiert wurde. Zudem *kann* sie Feedbacksymbole* oder Noten auf einem separaten Blatt sammeln, um daraus einen Noten-Durchschnitt zu ermitteln.)

»den Beruf unter Aufsicht und Anleitung einer Pflegefachkraft ausüben«	
»Pflegequalität durch Unterstützung der Evaluation sicherstellen«	
»Ökonomische und ökologische Prinzipien beachten«	
»gesetzliche Vorgaben sowie ausbildungs- und berufsbezogene Rechte und Pflichten kennen«	
»über grundlegendes Wissen zur Gesetzgebung im Gesundheits- und Sozialsystem verfügen«	
…	
…	

Kompetenzbereich: V. Wissenschaft und Berufsethik
(Die Praxisanleitung/-begleitung *kann* ihr Handzeichen hinter der Kompetenz eintragen, sobald diese umfassend reflektiert wurde. Zudem *kann* sie Feedbacksymbole* oder Noten auf einem separaten Blatt sammeln, um daraus einen Noten-Durchschnitt zu ermitteln.)

»Pflegeassistenz an wissenschaftlichen Erkenntnissen (Forschungen, Theorien, Modellen) ausrichten«	
»eigene Gesundheitsförderung integrieren und reflektieren«	

»persönliche Gesunderhaltung berücksichtigen (z. B. Rückengerechtes Arbeiten)«	
»Aspekte der Unter-/Überforderung im Praxisfeld mit der Fachkraft besprechen«	
»eigene Belastungen in der Begegnung mit schweren Erkrankungen, Leid und Endlichkeit des Lebens und damit verbundene Erfahrungen im Beruf ansprechen«	
…	
…	
…	
Gesamtnote (Durchschnittswert) für die Kompetenzbereiche im 3. Praktikum:	

* Schulnoten oder Feedbacksymbole; Beurteilung durch Praxisbegleitung und die Praxisanleitung

Bemerkungen

_____   _____
Auszubildende*r   Praxisanleiter*in oder Praxisbegleiter*in

Kompetenzscheiben des 3. Praktikums

In der folgenden Tabelle ist in jeder Zeile eines der Feedbacksymbole (++ bis – bzw. ∅) anzukreuzen und zwar von der*dem *Auszubildenden als Selbsteinschätzung* mit einem blauen Stift sowie von der *Praxisanleitung als Fremdbeurteilung* mit einem roten Stift.

Fachkompetenz — Die*Der Auszubildende…	++	+	∅	–	– –
wählt adäquate Materialien für die Pflegeassistenz aus					
führt die Pflegeassistenz korrekt durch					
beachtet die Richtlinien der Hygiene					
beachtet die Arbeitssicherheit					
berichtet objektiv					
Mehrheitlich angekreuzte Feedbacksymbole der Fachkompetenz =					

Methodenkompetenz — Die/Der Auszubildende …	++	+	∅	–	– –
gestaltet den Arbeitsablauf und den Arbeitsplatz strukturiert					
verwendet Checklisten					
setzt Prioritäten					
unterscheidet nicht relevante von relevanten Informationen					
handhabt das Dokumentationssystem sicher					
Mehrheitlich angekreuzte Feedbacksymbole der Methodenkompetenz =					

Sozialkompetenz — Die/Der Auszubildende …	++	+	∅	–	– –
kommuniziert verständlich und nachvollziehbar					
beachtet die Schweigepflicht					
wahrt die Intimsphäre, hält Nähe und Distanz im Gleichgewicht					
akzeptiert und übt konstruktive Kritik, zeigt Gesprächsbereitschaft					
trifft erforderliche Absprachen im Team					
Mehrheitlich angekreuzte Feedbacksymbole der Sozialkompetenz =					

Personalkompetenz — Die/Der Auszubildende …	++	+	∅	–	– –
kennt Handlungsgrenzen; wägt subjektive und objektive Daten ab					
tritt wertschätzend und respektvoll auf					
berücksichtigt biografische Daten					
akzeptiert Verhalten und Gefühle anderer					
passt die Pflegeassistenzhandlungen an die aktuelle Situation an					
Mehrheitlich angekreuzte Feedbacksymbole der Personalkompetenz =					

Am Ende des 3. Praktikums können dann die mehrheitlich angekreuzten ermittelten Feedbacksymbole der vier Einzelkompetenzen (unterteilt in Fach-, Methoden-, Sozial- und Personalkompetenz) jeweils in den entsprechenden Quadranten der Kompetenzscheibe markiert und miteinander verbunden werden. Dann werden die vier markierten Punkte miteinander verbunden (s. Beispiel im ▶ Kap. 5), sodass ein Kompetenz-Viereck entsteht. Je winziger es ist, desto ausgeprägter sind die erworbenen Kompetenzen der*des Auszubildenden. Dieses *tendenzielle Selbst- und Fremdfeedback* dient als erste Einschätzung und Rückmeldung. Es ist noch keine objektive Gesamtbewertung der praktischen Ausbildungsphase.

Selbsteinschätzung (vom Auszubildenden auszufüllen)

Fachkompetenz   − −   Methodenkompetenz

−
+
++

Personalkompetenz   Sozialkompetenz

Fremdbeurteilung (von der Praxisanleitung auszufüllen)

Fachkompetenz   − −   Methodenkompetenz

−
+
++

Personalkompetenz   Sozialkompetenz

_____   _____

Praxisanleiter*in   Praxisbegleiter*in

Beurteilung des 3. Praktikums

Datum _____ Bereich _____

1. Arbeitsweise	Der*Die Lernende …	1	2	3	4	5	6	Ø
	plant und organisiert sorgfältig							
	stellt klare und präzise Fragen							
	geht mit Störungen im Arbeitsablauf situationsgerecht um							
	arbeitet bewohner-/patientenorientiert							
	beachtet die Wirtschaftlichkeit im Umgang mit Material							
	ist bereit, neue Methoden und Materialien einzusehen							
	kennt und beachtet die Schweigepflicht							
	kann Neues auffassen							
	setzt erlerntes theoretisches Wissen in die Praxis um							
	ist in der Lage, sich auf die Arbeit zu konzentrieren							
	zeigt Interesse an der Tätigkeit							
2. Sozialverhalten/Verhalten im Team	Der*Die Lernende …	1	2	3	4	5	6	Ø
	akzeptiert konstruktive Kritik							
	ist zu produktiver Zusammenarbeit mit anderen fähig							
	übt konstruktive Kritik							
	beachtet die Anforderungen an die persönliche Hygiene							
	erkennt eigene Grenzen und kann damit umgehen							
3. Sozialpflegerische Fähigkeiten	Der*Die Lernende …	1	2	3	4	5	6	Ø
	erkennt seelische und soziale Bedürfnisse							
	zeigt Einfühlungsvermögen							
	erkennt soziale und psychische Veränderungen							
	berücksichtigt biografische Daten							
	kann Gruppen betreuen							
	fördert die Selbstständigkeit durch Aktivierung							
	fördert die Wahrnehmungsfähigkeit							
4. Kommunikation und Kontakt mit Menschen	Der*Die Lernende …	1	2	3	4	5	6	Ø
	baut Beziehungen zu Menschen auf							
	beachtet die Persönlichkeit des Menschen							
	spricht mit Mitarbeitern und den zu Pflegenden angemessen und verständlich							
	kann mit alten Menschen situationsadäquate Gespräche führen							
5. Assistenz bei der Umsetzung des Pflegeprozesses	Der*Die Lernende …	1	2	3	4	5	6	Ø
	sammelt gezielt Informationen aus vorhandenen Quellen							
	erfasst (mit Hilfe der Pflegefachkraft) Probleme und Ressourcen							
	unterstützt die Formulierung korrekter Nah- und Fernziele							
	plant assistierende Pflegemaßnahmen mit einer Pflegefachkraft fachlich richtig und vollständig							
	schreibt den Bericht über ihre Pflegeassistenz übersichtlich und sachlich korrekt							
	wertet die Pflege aus, überprüft deren Durchführung und Wirkung							

6. Fachliche Kenntnisse und Fertigkeiten Der*Die Lernende …							
a) Beobachtung	1	2	3	4	5	6	Ø
Hautzustand							
Schlaf-/Wachrhythmus							
Ess- und Trinkverhalten							
Ausscheidung (Stuhl, Urin, Schweiß, Erbrochenes …)							
b) Assistenz bei der Körperpflege und Kleidung	1	2	3	4	5	6	Ø
Hilfestellung bei der Ganzkörperwaschung							
Hilfestellung beim Duschen und Baden							
Baden mit Liftereinsatz							
Mundpflege/Prothesenpflege							
Hilfestellung beim An- und Auskleiden							
c) Fachliche Assistenz bei Prophylaxen	1	2	3	4	5	6	Ø
Intertrigo- und Dekubitusprophylaxe							
Thrombo-Embolie-Prophylaxe							
Kontrakturprophylaxe							
Pneumonieprophylaxe							
Soor- und Parotitisprophylaxe							
Aspirationsprophylaxe							
Obstipationsprophylaxe							
Dehydratationsprophylaxe							
Zystitisprophylaxe							
Schmerzprophylaxe							
Sturzprophylaxe							
Desorientierungsprophylaxe							
Deprivationsprophylaxe							
(Wund-)Infektionsprophylaxe							
d) Betten und Lagerung	1	2	3	4	5	6	Ø
Hygiene beim Betten							
Betten bettlägeriger Personen							
Oberkörperhochlagerung, Rücken- und Bauchlagerung							
Seitenlagerungen (30°-, 90°-Seitenlagerung)							
Notfalllagerungen (Antitrendlenburglagerung, …)							
Lagerung nach dem Bobath-Konzept							
e) Mobilisation	1	2	3	4	5	6	Ø
Durchführung von Transfers							
Rückengerechte Arbeitsweise							
Umgang mit dem Rollstuhl, Gehwagen, Rollator							
Umgang mit dem Lifter							
Unterstützung beim Gehen							
Motivation zur Mobilisation, Fördern der Eigenständigkeit							

f) Nahrungsaufnahme	1	2	3	4	5	6	Ø
mundgerechte, appetitliche Zubereitung der Mahlzeiten							
Geduld u. Einfühlungsvermögen beim Reichen der Mahlzeiten							
Kontrolle und Unterstützung des Schluckaktes							
korrekte Vorgehensweise bei der Flüssigkeitsbilanzierung							

7. Vitalzeichen und Blutzuckerkontrolle — Der*Die Lernende …	1	2	3	4	5	6	Ø
führt Vitalzeichen- und BZ-Kontrollen korrekt durch							
leitet bei abweichenden Werten entsprechende Maßnahmen ein							

8. Berichterstattung und Dokumentation — Der*Die Lernende …	1	2	3	4	5	6	Ø
nimmt aktiv an Übergaben und Teamsitzungen teil							
gibt Beobachtungen gezielt, sachlich und inhaltlich korrekt weiter							
dokumentiert Beobachtungen und Veränderungen							

9. Schaffen optimaler Voraussetzungen — Der*Die Lernende …	1	2	3	4	5	6	Ø
geht behutsam auf Patienten zu							
kennt mögliche Folgen von zu viel Nähe bzw. Distanz							
kennt die rechtliche Situation							
verarbeitet eventuelle eigene Ängste							
baut bestehende eigene Ängste ab							

10. Berichterstattung und Dokumentation — Der*Die Lernende …	1	2	3	4	5	6	Ø
nimmt aktiv an Übergaben und Teambesprechungen teil							
gibt Beobachtungen gezielt, sachlich und inhaltlich korrekt weiter							
hält Beobachtungen und Veränderungen im Dokumentationssystem fest							

Ø = keine Übungsmöglichkeit

Gesamtnote (Durchschnittswert) für die direkte Pflegeassistenz im 3. Praktikum:

_____ _____
Auszubildende*r   Praxisanleiter*in

Auswertung des 3. Praktikums am _____ (Termin in den letzten Einsatztagen)

Stellungnahme der*des Auszubildenden (positive/negative Aspekte)

_____
_____
_____
_____
_____
_____
_____
_____
_____

Stellungnahme der Praxisanleitung (positive/negative Aspekte)

_____
_____
_____
_____
_____
_____
_____
_____
_____

Beurteilung (entsprechend des Ausbildungsstandes) nach dem Schulnotensystem:

_____

Diese Note wurde gemäß dem *Durchschnitt* der für das 3. Praktikum relevanten Noten ermittelt. Hierzu *können* die *Gesamtnote* für die Kompetenzbereiche im 3. Praktikum (siehe S. 61) *und/oder* die *Gesamtnote* für die direkte Pflegeassistenz im 3. Praktikum (siehe S. 66) berücksichtigt werden.

Die Gesamtnote wurde mit der*dem Auszubildenden besprochen. Weicht die rechnerisch ermittelte Durchschnittsnote von der Gesamtbewertung der Praxisanleitung ab, kann diese die Note mit entsprechender Begründung in den schriftlichen Bemerkungen verändern.

_____	_____
Auszubildende*r	Bezeichnung der Praxiseinrichtung
_____	_____
Leiter*in der Praxiseinrichtung	Praxisanleiter*in
_____	_____
Stempel der Pflegeschule	Praxisbegleiter*in

Orientierungs- und Entwicklungsgespräch des 4. Praktikums

Orientierungsgespräch am: _____ (möglichst vor oder kurze Zeit nach Einsatzbeginn)
Stellungnahme der*des Auszubildenden: An welchen Inhalten pflegerischer Assistenzhandlungen soll gearbeitet werden?

_____
_____
_____
_____

Stellungnahme der Praxisanleitung: An welchen pflegerischen Assistenzhandlungen kann gearbeitet werden?

_____
_____
_____
_____

Vereinbarter Termin für das *Entwicklungsgespräch* am: _____

_____   _____
Auszubildende*r   Praxisanleiter*in

Entwicklungsgespräch am: _____ (Termin nach der ersten Hälfte des Einsatzes)
Gemeinsame Reflexion: Welche pflegerischen Assistenzhandlungen wurden geübt bzw. noch nicht geübt? Gibt es Probleme? Wie ist das Verhältnis zwischen Praxisanleiter*in und der/des Lernenden?

_____
_____
_____
_____

Vereinbarter Termin für das *Auswertungsgespräch* am: _____ (Termin in den letzten Einsatztagen)

_____   _____
Auszubildende*r   Praxisanleiter*in

Kompetenzkompass für das 4. Praktikum

Datum _____ Bereich _____

Kompetenzbereich: I. Pflegeprozess/-diagnostik (Die Praxisanleitung/-begleitung *kann* ihr Handzeichen hinter der Kompetenz eintragen, sobald diese umfassend reflektiert wurde. Zudem *kann* sie Feedbacksymbole* oder Noten auf einem separaten Blatt sammeln, um daraus einen Noten-Durchschnitt zu ermitteln.)	
»Grundprinzipien des Pflegekonzeptes am Einsatzort identifizieren«	
»beim Einsatz von Pflegeassessments assistierend unterstützen«	
»Mobilität und Selbstversorgung assistierend unterstützen und dokumentieren«	
»Gesundheitszustand und Ressourcen beobachten, ggf. Anpassung der Pflegeassistenz«	
»Vitalzeichen, Laborwerte und andere Faktoren systematisch erheben und interpretieren«	
»Gezielte Bewegungsförderung bei Transfers/Lagewechsel assistierend durchführen«	
»Hilfsmittel einsetzen, persönliche Gesunderhaltung, rückengerechtes Arbeit beachten«	
»Selbstpflegegewohnheiten (z. B. Haut-/Körperpflege, Ausscheidung, Schlaf, Ernährung) ansprechen, bewerten und pflegeprozessorientierte Präventionen/Prophylaxen ableiten«	
»assistierende Mitwirkung bei komplexen Problemlagen der Ernährung, Ausscheidung (z. B. Schluckstörung, Ablehnung von Essen/Trinken, künstliche Zu-/Ableitung, Harn/Stuhlinkontinenz)«	
»Personen nach einfachen operativen Eingriffe pflegeprozessorientiert assistierend versorgen«	
»bei der körperbezogenen Versorgung schwer pflegebedürftiger und wahrnehmungsbeeinträchtigter Personen assistierend mitarbeiten und die assistiven Interventionen fachlich begründen«	
»ressourcenunterstützende Orientierung und Selbstbestimmung (Autonomie) beachten«	
»Hygieneanforderungen umfassend beachten, Hygienehandeln organisieren und Unterschiede in den Versorgungsbereiche benennen, einordnen und begründen«	
»assistierende Durchführung einfacher ärztlich verordneter Maßnahmen der Diagnostik und Therapie mit geringem Risikopotenzial, z. B. Assistenz bei Wundversorgung, Assistenz bei Injektionen«	
»Sicherheitsrisiken erkennen; Patientensicherheit/Arbeitsschutz einordnen, klären und einsetzen«	
»sichere Begleitung bei Ortswechsel inner-/außerhalb der Einrichtung (z. B. Arztbesuch)«	
»Hinweise auf potenzielle Gewalteinwirkungen wahrnehmen und weiterleiten«	
»Menschen mit Behinderung Möglichkeiten der Kompensation und Teilhabe erschließen«	
»Informationen zur Lebenssituation/Pflegerelevanz persönlicher Informationen einschätzen«	
»Tagesablauf aus der Sicht der zu pflegenden Person wahrnehmen«	
»Stellenwert von Biografie und Lebensweltorientierung nachvollziehen und einbeziehen«	
»Lebens-/Entwicklungsphasen (hinsichtl. Aktueller Entwicklungsaufgaben/Krisen) einordnen«	
»Mitwirkung bei Begleitung von Menschen (und deren Bezugspersonen) am Lebensende«	
»Notfallsituationen erkennen und nach den Vorgaben des Notfallplans handeln«	
»in lebensbedrohlichen Situationen lebensrettende Sofortmaßnahmen einleiten/übernehmen«	
…	
…	
…	
Kompetenzbereich: II. Kommunikation und Beratung (Die Praxisanleitung/-begleitung *kann* ihr Handzeichen hinter der Kompetenz eintragen, sobald diese umfassend reflektiert wurde. Zudem *kann* sie Feedbacksymbole* oder Noten auf einem separaten Blatt sammeln, um daraus einen Noten-Durchschnitt zu ermitteln.)	
»Aufnahmegespräch nach Standard führen, dokumentieren und den Datenschutz beachten«	
»Non-Verbale Interaktion (v. a. Berührung) gezielt wahrnehmen, einsetzen u. reflektieren«	
»Orientierung und Handlungsplanung der zu pflegenden Person beobachten«	

»gesundheits-, alters- oder kulturbedingte Kommunikationsbarrieren erkennen und adäquat reagieren«	
»verständigungs- und situationsorientierte Gesprächsführung anwenden«	
»in der Beziehungsgestaltung die Relation von Nähe und Distanz berücksichtigen«	
»Empathie, Wertschätzung, Achtsamkeit und Kongruenz beachten«	
»Wertvorstellungen sowie eigene Haltungen erkennen, benennen und reflektieren«	
»Stimmungslagen/Emotionen der zu Pflegenden (z. B. »Angst, Traurigkeit, Einsamkeit) einbeziehen«	
»eigene Emotionen (z. B. gegenüber Schmerzen, Ängsten, fremdem Leid oder herausfordernden bzw. ablehnenden Verhaltensformen) im Team reflektieren«	
»professionelle Information und Anleitung der zu pflegenden Menschen und ihrer Bezugspersonen zu einfachen pflege-, medizin-, gesundheitsbezogenen und/oder sozialrechtlichen Themen«	
»Konflikte und Dilemmata erkennen und unterscheiden«	
»Pflegecharta, Ethikkodize, Religion, Kultur sowie ethnische Gewohnheiten respektieren«	
…	
…	
…	

Kompetenzbereich: III. Intra- und Interprofessionelles Handeln
(Die Praxisanleitung/-begleitung *kann* ihr Handzeichen hinter der Kompetenz eintragen, sobald diese umfassend reflektiert wurde. Zudem *kann* sie Feedbacksymbole* oder Noten auf einem separaten Blatt sammeln, um daraus einen Noten-Durchschnitt zu ermitteln.)

»über Organisationsstruktur (Leitbild, Hygieneprinzipien, Dienstplan, Zuständigkeiten) informiert sein«	
»Tages- und Arbeitsabläufe verschiedener Schichten nachvollziehen«	
»Übergabeinformationen aufnehmen und einbringen«	
»intra- /interprofessionelle Kooperationen (z. B. Familie, soziale Netzwerke, Beratung) fördern«	
»Angehörige in die assistierende pflegerische Versorgung einbeziehen«	
»interprofessionelle Konflikte oder Gewaltphänomene und Gesprächsbedarf erfassen und melden«	
»Gedanken/Hypothesen zur Lebenssituation der zu Pflegenden entwickeln/im Team austauschen«	
»Teilnahme an Fallbesprechungen im intra- und interdisziplinären Team«	
»Prozesse der kollegialen Beratung/der Supervision im Alltag des Pflegeteams erfahren«	
…	
…	

Kompetenzbereich: IV. Gesetze und Leitlinien
(Die Praxisanleitung/-begleitung *kann* ihr Handzeichen hinter der Kompetenz eintragen, sobald diese umfassend reflektiert wurde. Zudem *kann* sie Feedbacksymbole* oder Noten auf einem separaten Blatt sammeln, um daraus einen Noten-Durchschnitt zu ermitteln.)

»den Beruf unter Aufsicht und Anleitung einer Pflegefachkraft ausüben«	
»Pflegequalität durch Unterstützung der Evaluation sicherstellen«	
»Ökonomische und ökologische Prinzipien beachten«	
»gesetzliche Vorgaben sowie ausbildungs- und berufsbezogene Rechte und Pflichten kennen«	
»über grundlegendes Wissen zur Gesetzgebung im Gesundheits- und Sozialsystem verfügen«	
…	
…	

Kompetenzbereich: V. Wissenschaft und Berufsethik
(Die Praxisanleitung/-begleitung *kann* ihr Handzeichen hinter der Kompetenz eintragen, sobald diese umfassend reflektiert wurde. Zudem *kann* sie Feedbacksymbole* oder Noten auf einem separaten Blatt sammeln, um daraus einen Noten-Durchschnitt zu ermitteln.)

»Pflegeassistenz an wissenschaftlichen Erkenntnissen (Forschungen, Theorien, Modellen) ausrichten«	
»eigene Gesundheitsförderung integrieren und reflektieren«	

»persönliche Gesunderhaltung berücksichtigen (z. B. Rückengerechtes Arbeiten)«	
»Aspekte der Unter-/Überforderung im Praxisfeld mit der Fachkraft besprechen«	
»eigene Belastungen in der Begegnung mit schweren Erkrankungen, Leid und Endlichkeit des Lebens und damit verbundene Erfahrungen im Beruf ansprechen«	
…	
…	
…	
Gesamtnote (Durchschnittswert) für die Kompetenzbereiche im 4. Praktikum:	

* Schulnoten oder Feedbacksymbole; Beurteilung durch Praxisbegleitung und die Praxisanleitung

Bemerkungen

_____
_____
_____
_____
_____
_____
_____
_____

Auszubildende*r   Praxisanleiter*in oder Praxisbegleiter*in

Kompetenzscheiben des 4. Praktikums

In der folgenden Tabelle ist in jeder Zeile eines der Feedbacksymbole (++ bis – bzw. ∅) anzukreuzen und zwar von der*dem *Auszubildenden als Selbsteinschätzung* mit einem blauen Stift sowie von der *Praxisanleitung als Fremdbeurteilung* mit einem roten Stift.

Fachkompetenz Die*Der Auszubildende...	++	+	∅	–	– –
wählt adäquate Materialien für die Pflegeassistenz aus					
führt die Pflegeassistenz korrekt durch					
beachtet die Richtlinien der Hygiene					
beachtet die Arbeitssicherheit					
berichtet objektiv					
Mehrheitlich angekreuzte Feedbacksymbole der Fachkompetenz =					

Methodenkompetenz Die/Der Auszubildende ...	++	+	∅	–	– –
gestaltet den Arbeitsablauf und den Arbeitsplatz strukturiert					
verwendet Checklisten					
setzt Prioritäten					
unterscheidet nicht relevante von relevanten Informationen					
handhabt das Dokumentationssystem sicher					
Mehrheitlich angekreuzte Feedbacksymbole der Methodenkompetenz =					

Sozialkompetenz Die/Der Auszubildende ...	++	+	∅	–	– –
kommuniziert verständlich und nachvollziehbar					
beachtet die Schweigepflicht					
wahrt die Intimsphäre, hält Nähe und Distanz im Gleichgewicht					
akzeptiert und übt konstruktive Kritik, zeigt Gesprächsbereitschaft					
trifft erforderliche Absprachen im Team					
Mehrheitlich angekreuzte Feedbacksymbole der Sozialkompetenz =					

Personalkompetenz Die/Der Auszubildende ...	++	+	∅	–	– –
kennt Handlungsgrenzen; wägt subjektive und objektive Daten ab					
tritt wertschätzend und respektvoll auf					
berücksichtigt biografische Daten					
akzeptiert Verhalten und Gefühle anderer					
passt die Pflegeassistenzhandlungen an die aktuelle Situation an					
Mehrheitlich angekreuzte Feedbacksymbole der Personalkompetenz =					

Am Ende des 4. Praktikums können dann die mehrheitlich angekreuzten ermittelten Feedbacksymbole der vier Einzelkompetenzen (unterteilt in Fach-, Methoden-, Sozial- und Personalkompetenz) jeweils in den entsprechenden Quadranten der Kompetenzscheibe markiert und miteinander verbunden werden. Dann werden die vier markierten Punkte miteinander verbunden (s. Beispiel im ▶ Kap. 5), sodass ein Kompetenz-Viereck entsteht. Je winziger es ist, desto ausgeprägter sind die erworbenen Kompetenzen der*des Auszubildenden. Dieses *tendenzielle Selbst- und Fremdfeedback* dient als erste Einschätzung und Rückmeldung. Es ist noch keine objektive Gesamtbewertung der praktischen Ausbildungsphase.

Selbsteinschätzung (vom Auszubildenden auszufüllen)

Fachkompetenz — — Methodenkompetenz

−

+

++

Personalkompetenz   Sozialkompetenz

Fremdbeurteilung (von der Praxisanleitung auszufüllen)

Fachkompetenz — — Methodenkompetenz

−

+

++

Personalkompetenz   Sozialkompetenz

_____   _____

Praxisanleiter*in   Praxisbegleiter*in

Beurteilung des 4. Praktikums

Datum _____ Bereich _____

1. Arbeitsweise	Der*Die Lernende …	1	2	3	4	5	6	Ø
	plant und organisiert sorgfältig							
	stellt klare und präzise Fragen							
	geht mit Störungen im Arbeitsablauf situationsgerecht um							
	arbeitet bewohner-/patientenorientiert							
	beachtet die Wirtschaftlichkeit im Umgang mit Material							
	ist bereit, neue Methoden und Materialien einzusehen							
	kennt und beachtet die Schweigepflicht							
	kann Neues auffassen							
	setzt erlerntes theoretisches Wissen in die Praxis um							
	ist in der Lage, sich auf die Arbeit zu konzentrieren							
	zeigt Interesse an der Tätigkeit							
2. Sozialverhalten/Verhalten im Team	Der*Die Lernende …	1	2	3	4	5	6	Ø
	akzeptiert konstruktive Kritik							
	ist zu produktiver Zusammenarbeit mit anderen fähig							
	übt konstruktive Kritik							
	beachtet die Anforderungen an die persönliche Hygiene							
	erkennt eigene Grenzen und kann damit umgehen							
3. Sozialpflegerische Fähigkeiten	Der*Die Lernende …	1	2	3	4	5	6	Ø
	erkennt seelische und soziale Bedürfnisse							
	zeigt Einfühlungsvermögen							
	erkennt soziale und psychische Veränderungen							
	berücksichtigt biografische Daten							
	kann Gruppen betreuen							
	fördert die Selbstständigkeit durch Aktivierung							
	fördert die Wahrnehmungsfähigkeit							
4. Kommunikation und Kontakt mit Menschen	Der*Die Lernende …	1	2	3	4	5	6	Ø
	baut Beziehungen zu Menschen auf							
	beachtet die Persönlichkeit des Menschen							
	spricht mit Mitarbeitern und den zu Pflegenden angemessen und verständlich							
	kann mit alten Menschen situationsadäquate Gespräche führen							
5. Assistenz bei der Umsetzung des Pflegeprozesses	Der*Die Lernende …	1	2	3	4	5	6	Ø
	sammelt gezielt Informationen aus vorhandenen Quellen							
	erfasst (mit Hilfe der Pflegefachkraft) Probleme und Ressourcen							
	unterstützt die Formulierung korrekter Nah- und Fernziele							
	plant assistierende Pflegemaßnahmen mit einer Pflegefachkraft fachlich richtig und vollständig							
	schreibt den Bericht über ihre Pflegeassistenz übersichtlich und sachlich korrekt							
	wertet die Pflege aus, überprüft deren Durchführung und Wirkung							

6. Fachliche Kenntnisse und Fertigkeiten Der*Die Lernende …							
a) Beobachtung	1	2	3	4	5	6	Ø
Hautzustand							
Schlaf-/Wachrhythmus							
Ess- und Trinkverhalten							
Ausscheidung (Stuhl, Urin, Schweiß, Erbrochenes …)							
b) Assistenz bei der Körperpflege und Kleidung	1	2	3	4	5	6	Ø
Hilfestellung bei der Ganzkörperwaschung							
Hilfestellung beim Duschen und Baden							
Baden mit Liftereinsatz							
Mundpflege/Prothesenpflege							
Hilfestellung beim An- und Auskleiden							
c) Fachliche Assistenz bei Prophylaxen	1	2	3	4	5	6	Ø
Intertrigo- und Dekubitusprophylaxe							
Thrombo-Embolie-Prophylaxe							
Kontrakturprophylaxe							
Pneumonieprophylaxe							
Soor- und Parotitisprophylaxe							
Aspirationsprophylaxe							
Obstipationsprophylaxe							
Dehydratationsprophylaxe							
Zystitisprophylaxe							
Schmerzprophylaxe							
Sturzprophylaxe							
Desorientierungsprophylaxe							
Deprivationsprophylaxe							
(Wund-)Infektionsprophylaxe							
d) Betten und Lagerung	1	2	3	4	5	6	Ø
Hygiene beim Betten							
Betten bettlägeriger Personen							
Oberkörperhochlagerung, Rücken- und Bauchlagerung							
Seitenlagerungen (30°-, 90°-Seitenlagerung)							
Notfalllagerungen (Antitrendlenburglagerung, …)							
Lagerung nach dem Bobath-Konzept							
e) Mobilisation	1	2	3	4	5	6	Ø
Durchführung von Transfers							
Rückengerechte Arbeitsweise							
Umgang mit dem Rollstuhl, Gehwagen, Rollator							
Umgang mit dem Lifter							
Unterstützung beim Gehen							
Motivation zur Mobilisation, Fördern der Eigenständigkeit							

f) Nahrungsaufnahme	1	2	3	4	5	6	Ø
mundgerechte, appetitliche Zubereitung der Mahlzeiten							
Geduld u. Einfühlungsvermögen beim Reichen der Mahlzeiten							
Kontrolle und Unterstützung des Schluckaktes							
korrekte Vorgehensweise bei der Flüssigkeitsbilanzierung							
7. Vitalzeichen und Blutzuckerkontrolle Der*Die Lernende …	1	2	3	4	5	6	Ø
führt Vitalzeichen- und BZ-Kontrollen korrekt durch							
leitet bei abweichenden Werten entsprechende Maßnahmen ein							
8. Berichterstattung und Dokumentation Der*Die Lernende …	1	2	3	4	5	6	Ø
nimmt aktiv an Übergaben und Teamsitzungen teil							
gibt Beobachtungen gezielt, sachlich und inhaltlich korrekt weiter							
dokumentiert Beobachtungen und Veränderungen							
9. Schaffen optimaler Voraussetzungen Der*Die Lernende …	1	2	3	4	5	6	Ø
geht behutsam auf Patienten zu							
kennt mögliche Folgen von zu viel Nähe bzw. Distanz							
kennt die rechtliche Situation							
verarbeitet eventuelle eigene Ängste							
baut bestehende eigene Ängste ab							
10. Berichterstattung und Dokumentation Der*Die Lernende …	1	2	3	4	5	6	Ø
nimmt aktiv an Übergaben und Teambesprechungen teil							
gibt Beobachtungen gezielt, sachlich und inhaltlich korrekt weiter							
hält Beobachtungen und Veränderungen im Dokumentationssystem fest							

Ø = keine Übungsmöglichkeit

Gesamtnote (Durchschnittswert) für die direkte Pflegeassistenz im 4. Praktikum:

_____   _____
Auszubildende*r   Praxisanleiter*in

Auswertung des 4. Praktikums am _____ (Termin in den letzten Einsatztagen)

Stellungnahme der*des Auszubildenden (positive/negative Aspekte)

_____
_____
_____
_____
_____
_____
_____
_____
_____

Stellungnahme der Praxisanleitung (positive/negative Aspekte)

_____
_____
_____
_____
_____
_____
_____
_____
_____

Beurteilung (entsprechend des Ausbildungsstandes) nach dem Schulnotensystem:

_____

Diese Note wurde gemäß dem *Durchschnitt* der für das 4. Praktikum relevanten Noten ermittelt. Hierzu *können* die *Gesamtnote* für die Kompetenzbereiche im 4. Praktikum (siehe S. 71) *und/oder* die *Gesamtnote* für die direkte Pflegeassistenz im 4. Praktikum (siehe S. 76) berücksichtigt werden.

Die Gesamtnote wurde mit der*dem Auszubildenden besprochen. Weicht die rechnerisch ermittelte Durchschnittsnote von der Gesamtbewertung der Praxisanleitung ab, kann diese die Note mit entsprechender Begründung in den schriftlichen Bemerkungen verändern.

_____	_____
Auszubildende*r	Bezeichnung der Praxiseinrichtung
_____	_____
Leiter*in der Praxiseinrichtung	Praxisanleiter*in
_____	_____
Stempel der Pflegeschule	Praxisbegleiter*in

Orientierungs- und Entwicklungsgespräch des 5. Praktikums

Orientierungsgespräch am: _____ (möglichst vor oder kurze Zeit nach Einsatzbeginn)
Stellungnahme der*des Auszubildenden: An welchen Inhalten pflegerischer Assistenzhandlungen soll gearbeitet werden?

_____
_____
_____
_____

Stellungnahme der Praxisanleitung: An welchen pflegerischen Assistenzhandlungen kann gearbeitet werden?

_____
_____
_____
_____

Vereinbarter Termin für das *Entwicklungsgespräch* am: _____

Auszubildende*r	Praxisanleiter*in

Entwicklungsgespräch am: _____ (Termin nach der ersten Hälfte des Einsatzes)
Gemeinsame Reflexion: Welche pflegerischen Assistenzhandlungen wurden geübt bzw. noch nicht geübt? Gibt es Probleme? Wie ist das Verhältnis zwischen Praxisanleiter*in und der/des Lernenden?

_____
_____
_____
_____

Vereinbarter Termin für das *Auswertungsgespräch* am: _____ (Termin in den letzten Einsatztagen)

Auszubildende*r	Praxisanleiter*in

Kompetenzkompass für das 5. Praktikum

Datum _____ Bereich _____

Kompetenzbereich: I. Pflegeprozess/-diagnostik (Die Praxisanleitung/-begleitung *kann* ihr Handzeichen hinter der Kompetenz eintragen, sobald diese umfassend reflektiert wurde. Zudem *kann* sie Feedbacksymbole* oder Noten auf einem separaten Blatt sammeln, um daraus einen Noten-Durchschnitt zu ermitteln.)	
»Grundprinzipien des Pflegekonzeptes am Einsatzort identifizieren«	
»beim Einsatz von Pflegeassessments assistierend unterstützen«	
»Mobilität und Selbstversorgung assistierend unterstützen und dokumentieren«	
»Gesundheitszustand und Ressourcen beobachten, ggf. Anpassung der Pflegeassistenz«	
»Vitalzeichen, Laborwerte und andere Faktoren systematisch erheben und interpretieren«	
»Gezielte Bewegungsförderung bei Transfers/Lagewechsel assistierend durchführen«	
»Hilfsmittel einsetzen, persönliche Gesunderhaltung, rückengerechtes Arbeit beachten«	
»Selbstpflegegewohnheiten (z. B. Haut-/Körperpflege, Ausscheidung, Schlaf, Ernährung) ansprechen, bewerten und pflegeprozessorientierte Präventionen/Prophylaxen ableiten«	
»assistierende Mitwirkung bei komplexen Problemlagen der Ernährung, Ausscheidung (z. B. Schluckstörung, Ablehnung von Essen/Trinken, künstliche Zu-/Ableitung, Harn/Stuhlinkontinenz)«	
»Personen nach einfachen operativen Eingriffe pflegeprozessorientiert assistierend versorgen«	
»bei der körperbezogenen Versorgung schwer pflegebedürftiger und wahrnehmungsbeeinträchtigter Personen assistierend mitarbeiten und die assistiven Interventionen fachlich begründen«	
»ressourcenunterstützende Orientierung und Selbstbestimmung (Autonomie) beachten«	
»Hygieneanforderungen umfassend beachten, Hygienehandeln organisieren und Unterschiede in den Versorgungsbereiche benennen, einordnen und begründen«	
»assistierende Durchführung einfacher ärztlich verordneter Maßnahmen der Diagnostik und Therapie mit geringem Risikopotenzial, z. B. Assistenz bei Wundversorgung, Assistenz bei Injektionen«	
»Sicherheitsrisiken erkennen; Patientensicherheit/Arbeitsschutz einordnen, klären und einsetzen«	
»sichere Begleitung bei Ortswechsel inner-/außerhalb der Einrichtung (z. B. Arztbesuch)«	
»Hinweise auf potenzielle Gewalteinwirkungen wahrnehmen und weiterleiten«	
»Menschen mit Behinderung Möglichkeiten der Kompensation und Teilhabe erschließen«	
»Informationen zur Lebenssituation/Pflegerelevanz persönlicher Informationen einschätzen«	
»Tagesablauf aus der Sicht der zu pflegenden Person wahrnehmen«	
»Stellenwert von Biografie und Lebensweltorientierung nachvollziehen und einbeziehen«	
»Lebens-/Entwicklungsphasen (hinsichtl. Aktueller Entwicklungsaufgaben/Krisen) einordnen«	
»Mitwirkung bei Begleitung von Menschen (und deren Bezugspersonen) am Lebensende«	
»Notfallsituationen erkennen und nach den Vorgaben des Notfallplans handeln«	
»in lebensbedrohlichen Situationen lebensrettende Sofortmaßnahmen einleiten/übernehmen«	
…	
…	
…	
Kompetenzbereich: II. Kommunikation und Beratung (Die Praxisanleitung/-begleitung *kann* ihr Handzeichen hinter der Kompetenz eintragen, sobald diese umfassend reflektiert wurde. Zudem *kann* sie Feedbacksymbole* oder Noten auf einem separaten Blatt sammeln, um daraus einen Noten-Durchschnitt zu ermitteln.)	
»Aufnahmegespräch nach Standard führen, dokumentieren und den Datenschutz beachten«	
»Non-Verbale Interaktion (v. a. Berührung) gezielt wahrnehmen, einsetzen u. reflektieren«	
»Orientierung und Handlungsplanung der zu pflegenden Person beobachten«	

»gesundheits-, alters- oder kulturbedingte Kommunikationsbarrieren erkennen und adäquat reagieren«	
»verständigungs- und situationsorientierte Gesprächsführung anwenden«	
»in der Beziehungsgestaltung die Relation von Nähe und Distanz berücksichtigen«	
»Empathie, Wertschätzung, Achtsamkeit und Kongruenz beachten«	
»Wertvorstellungen sowie eigene Haltungen erkennen, benennen und reflektieren«	
»Stimmungslagen/Emotionen der zu Pflegenden (z. B. »Angst, Traurigkeit, Einsamkeit) einbeziehen«	
»eigene Emotionen (z. B. gegenüber Schmerzen, Ängsten, fremden Leid oder herausfordernden bzw. ablehnenden Verhaltensformen) im Team reflektieren«	
»professionelle Information und Anleitung der zu pflegenden Menschen und ihrer Bezugspersonen zu einfachen pflege-, medizin-, gesundheitsbezogenen und/oder sozialrechtlichen Themen«	
»Konflikte und Dilemmata erkennen und unterscheiden«	
»Pflegecharta, Ethikkodize, Religion, Kultur sowie ethnische Gewohnheiten respektieren«	
…	
…	
…	

Kompetenzbereich: III. Intra- und Interprofessionelles Handeln
(Die Praxisanleitung/-begleitung *kann* ihr Handzeichen hinter der Kompetenz eintragen, sobald diese umfassend reflektiert wurde. Zudem *kann* sie Feedbacksymbole* oder Noten auf einem separaten Blatt sammeln, um daraus einen Noten-Durchschnitt zu ermitteln.)

»über Organisationsstruktur (Leitbild, Hygieneprinzipien, Dienstplan, Zuständigkeiten) informiert sein«	
»Tages- und Arbeitsabläufe verschiedener Schichten nachvollziehen«	
»Übergabeinformationen aufnehmen und einbringen«	
»intra- /interprofessionelle Kooperationen (z. B. Familie, soziale Netzwerke, Beratung) fördern«	
»Angehörige in die assistierende pflegerische Versorgung einbeziehen«	
»interprofessionelle Konflikte oder Gewaltphänomene und Gesprächsbedarf erfassen und melden«	
»Gedanken/Hypothesen zur Lebenssituation der zu Pflegenden entwickeln/im Team austauschen«	
»Teilnahme an Fallbesprechungen im intra- und interdisziplinären Team«	
»Prozesse der kollegialen Beratung/der Supervision im Alltag des Pflegeteams erfahren«	
…	
…	

Kompetenzbereich: IV. Gesetze und Leitlinien
(Die Praxisanleitung/-begleitung *kann* ihr Handzeichen hinter der Kompetenz eintragen, sobald diese umfassend reflektiert wurde. Zudem *kann* sie Feedbacksymbole* oder Noten auf einem separaten Blatt sammeln, um daraus einen Noten-Durchschnitt zu ermitteln.)

»den Beruf unter Aufsicht und Anleitung einer Pflegefachkraft ausüben«	
»Pflegequalität durch Unterstützung der Evaluation sicherstellen«	
»Ökonomische und ökologische Prinzipien beachten«	
»gesetzliche Vorgaben sowie ausbildungs- und berufsbezogene Rechte und Pflichten kennen«	
»über grundlegendes Wissen zur Gesetzgebung im Gesundheits- und Sozialsystem verfügen«	
…	
…	

Kompetenzbereich: V. Wissenschaft und Berufsethik
(Die Praxisanleitung/-begleitung *kann* ihr Handzeichen hinter der Kompetenz eintragen, sobald diese umfassend reflektiert wurde. Zudem *kann* sie Feedbacksymbole* oder Noten auf einem separaten Blatt sammeln, um daraus einen Noten-Durchschnitt zu ermitteln.)

»Pflegeassistenz an wissenschaftlichen Erkenntnissen (Forschungen, Theorien, Modellen) ausrichten«	
»eigene Gesundheitsförderung integrieren und reflektieren«	

»persönliche Gesunderhaltung berücksichtigen (z. B. Rückengerechtes Arbeiten)«	
»Aspekte der Unter-/Überforderung im Praxisfeld mit der Fachkraft besprechen«	
»eigene Belastungen in der Begegnung mit schweren Erkrankungen, Leid und Endlichkeit des Lebens und damit verbundene Erfahrungen im Beruf ansprechen«	
…	
…	
…	
Gesamtnote (Durchschnittswert) für die Kompetenzbereiche im 5. Praktikum:	

* Schulnoten oder Feedbacksymbole; Beurteilung durch Praxisbegleitung und die Praxisanleitung

Bemerkungen

_____
_____
_____
_____
_____
_____
_____
_____
_____

Auszubildende*r	Praxisanleiter*in oder Praxisbegleiter*in

Kompetenzscheiben des 5. Praktikums

In der folgenden Tabelle ist in jeder Zeile eines der Feedbacksymbole (++ bis – bzw. ∅) anzukreuzen und zwar von der*dem *Auszubildenden als Selbsteinschätzung* mit einem blauen Stift sowie von der *Praxisanleitung als Fremdbeurteilung* mit einem roten Stift.

Fachkompetenz Die*Der Auszubildende…	++	+	∅	–	– –
wählt adäquate Materialien für die Pflegeassistenz aus					
führt die Pflegeassistenz korrekt durch					
beachtet die Richtlinien der Hygiene					
beachtet die Arbeitssicherheit					
berichtet objektiv					
Mehrheitlich angekreuzte Feedbacksymbole der Fachkompetenz =					

Methodenkompetenz Die/Der Auszubildende …	++	+	∅	–	– –
gestaltet den Arbeitsablauf und den Arbeitsplatz strukturiert					
verwendet Checklisten					
setzt Prioritäten					
unterscheidet nicht relevante von relevanten Informationen					
handhabt das Dokumentationssystem sicher					
Mehrheitlich angekreuzte Feedbacksymbole der Methodenkompetenz =					

Sozialkompetenz Die/Der Auszubildende …	++	+	∅	–	– –
kommuniziert verständlich und nachvollziehbar					
beachtet die Schweigepflicht					
wahrt die Intimsphäre, hält Nähe und Distanz im Gleichgewicht					
akzeptiert und übt konstruktive Kritik, zeigt Gesprächsbereitschaft					
trifft erforderliche Absprachen im Team					
Mehrheitlich angekreuzte Feedbacksymbole der Sozialkompetenz =					

Personalkompetenz Die/Der Auszubildende …	++	+	∅	–	– –
kennt Handlungsgrenzen; wägt subjektive und objektive Daten ab					
tritt wertschätzend und respektvoll auf					
berücksichtigt biografische Daten					
akzeptiert Verhalten und Gefühle anderer					
passt die Pflegeassistenzhandlungen an die aktuelle Situation an					
Mehrheitlich angekreuzte Feedbacksymbole der Personalkompetenz =					

Am Ende des 5. Praktikums können dann die mehrheitlich angekreuzten ermittelten Feedbacksymbole der vier Einzelkompetenzen (unterteilt in Fach-, Methoden-, Sozial- und Personalkompetenz) jeweils in den entsprechenden Quadranten der Kompetenzscheibe markiert und miteinander verbunden werden. Dann werden die vier markierten Punkte miteinander verbunden (s. Beispiel im ▶ Kap. 5), sodass ein Kompetenz-Viereck entsteht. Je winziger es ist, desto ausgeprägter sind die erworbenen Kompetenzen der*des Auszubildenden. Dieses *tendenzielle Selbst- und Fremdfeedback* dient als erste Einschätzung und Rückmeldung. Es ist noch keine objektive Gesamtbewertung der praktischen Ausbildungsphase.

Selbsteinschätzung (vom Auszubildenden auszufüllen)

Fachkompetenz — Methodenkompetenz

− −
−
+
++

Personalkompetenz — Sozialkompetenz

Fremdbeurteilung (von der Praxisanleitung auszufüllen)

Fachkompetenz — Methodenkompetenz

− −
−
+
++

Personalkompetenz — Sozialkompetenz

_____   _____
Praxisanleiter*in   Praxisbegleiter*in

Beurteilung des 5. Praktikums

Datum _____ Bereich _____

1. Arbeitsweise	Der*Die Lernende …	1	2	3	4	5	6	Ø
	plant und organisiert sorgfältig							
	stellt klare und präzise Fragen							
	geht mit Störungen im Arbeitsablauf situationsgerecht um							
	arbeitet bewohner-/patientenorientiert							
	beachtet die Wirtschaftlichkeit im Umgang mit Material							
	ist bereit, neue Methoden und Materialien einzusehen							
	kennt und beachtet die Schweigepflicht							
	kann Neues auffassen							
	setzt erlerntes theoretisches Wissen in die Praxis um							
	ist in der Lage, sich auf die Arbeit zu konzentrieren							
	zeigt Interesse an der Tätigkeit							
2. Sozialverhalten/Verhalten im Team	Der*Die Lernende …	1	2	3	4	5	6	Ø
	akzeptiert konstruktive Kritik							
	ist zu produktiver Zusammenarbeit mit anderen fähig							
	übt konstruktive Kritik							
	beachtet die Anforderungen an die persönliche Hygiene							
	erkennt eigene Grenzen und kann damit umgehen							
3. Sozialpflegerische Fähigkeiten	Der*Die Lernende …	1	2	3	4	5	6	Ø
	erkennt seelische und soziale Bedürfnisse							
	zeigt Einfühlungsvermögen							
	erkennt soziale und psychische Veränderungen							
	berücksichtigt biografische Daten							
	kann Gruppen betreuen							
	fördert die Selbstständigkeit durch Aktivierung							
	fördert die Wahrnehmungsfähigkeit							
4. Kommunikation und Kontakt mit Menschen	Der*Die Lernende …	1	2	3	4	5	6	Ø
	baut Beziehungen zu Menschen auf							
	beachtet die Persönlichkeit des Menschen							
	spricht mit Mitarbeitern und den zu Pflegenden angemessen und verständlich							
	kann mit alten Menschen situationsadäquate Gespräche führen							
5. Assistenz bei der Umsetzung des Pflegeprozesses	Der*Die Lernende …	1	2	3	4	5	6	Ø
	sammelt gezielt Informationen aus vorhandenen Quellen							
	erfasst (mit Hilfe der Pflegefachkraft) Probleme und Ressourcen							
	unterstützt die Formulierung korrekter Nah- und Fernziele							
	plant assistierende Pflegemaßnahmen mit einer Pflegefachkraft fachlich richtig und vollständig							
	schreibt den Bericht über ihre Pflegeassistenz übersichtlich und sachlich korrekt							
	wertet die Pflege aus, überprüft deren Durchführung und Wirkung							

6. Fachliche Kenntnisse und Fertigkeiten Der*Die Lernende …							
a) Beobachtung	1	2	3	4	5	6	Ø
Hautzustand							
Schlaf-/Wachrhythmus							
Ess- und Trinkverhalten							
Ausscheidung (Stuhl, Urin, Schweiß, Erbrochenes …)							
b) Assistenz bei der Körperpflege und Kleidung	1	2	3	4	5	6	Ø
Hilfestellung bei der Ganzkörperwaschung							
Hilfestellung beim Duschen und Baden							
Baden mit Liftereinsatz							
Mundpflege/Prothesenpflege							
Hilfestellung beim An- und Auskleiden							
c) Fachliche Assistenz bei Prophylaxen	1	2	3	4	5	6	Ø
Intertrigo- und Dekubitusprophylaxe							
Thrombo-Embolie-Prophylaxe							
Kontrakturprophylaxe							
Pneumonieprophylaxe							
Soor- und Parotitisprophylaxe							
Aspirationsprophylaxe							
Obstipationsprophylaxe							
Dehydratationsprophylaxe							
Zystitisprophylaxe							
Schmerzprophylaxe							
Sturzprophylaxe							
Desorientierungsprophylaxe							
Deprivationsprophylaxe							
(Wund-)Infektionsprophylaxe							
d) Betten und Lagerung	1	2	3	4	5	6	Ø
Hygiene beim Betten							
Betten bettlägeriger Personen							
Oberkörperhochlagerung, Rücken- und Bauchlagerung							
Seitenlagerungen (30°-, 90°-Seitenlagerung)							
Notfalllagerungen (Antitrendlenburglagerung, …)							
Lagerung nach dem Bobath-Konzept							
e) Mobilisation	1	2	3	4	5	6	Ø
Durchführung von Transfers							
Rückengerechte Arbeitsweise							
Umgang mit dem Rollstuhl, Gehwagen, Rollator							
Umgang mit dem Lifter							
Unterstützung beim Gehen							
Motivation zur Mobilisation, Fördern der Eigenständigkeit							

		1	2	3	4	5	6	Ø
f) Nahrungsaufnahme								
	mundgerechte, appetitliche Zubereitung der Mahlzeiten							
	Geduld u. Einfühlungsvermögen beim Reichen der Mahlzeiten							
	Kontrolle und Unterstützung des Schluckaktes							
	korrekte Vorgehensweise bei der Flüssigkeitsbilanzierung							
7. Vitalzeichen und Blutzuckerkontrolle	Der*Die Lernende …	1	2	3	4	5	6	Ø
	führt Vitalzeichen- und BZ-Kontrollen korrekt durch							
	leitet bei abweichenden Werten entsprechende Maßnahmen ein							
8. Berichterstattung und Dokumentation	Der*Die Lernende …	1	2	3	4	5	6	Ø
	nimmt aktiv an Übergaben und Teamsitzungen teil							
	gibt Beobachtungen gezielt, sachlich und inhaltlich korrekt weiter							
	dokumentiert Beobachtungen und Veränderungen							
9. Schaffen optimaler Voraussetzungen	Der*Die Lernende …	1	2	3	4	5	6	Ø
	geht behutsam auf Patienten zu							
	kennt mögliche Folgen von zu viel Nähe bzw. Distanz							
	kennt die rechtliche Situation							
	verarbeitet eventuelle eigene Ängste							
	baut bestehende eigene Ängste ab							
10. Berichterstattung und Dokumentation	Der*Die Lernende …	1	2	3	4	5	6	Ø
	nimmt aktiv an Übergaben und Teambesprechungen teil							
	gibt Beobachtungen gezielt, sachlich und inhaltlich korrekt weiter							
	hält Beobachtungen und Veränderungen im Dokumentationssystem fest							

Ø = keine Übungsmöglichkeit

Gesamtnote (Durchschnittswert) für die direkte Pflegeassistenz im 5. Praktikum:	

_____ _____

Auszubildende*r Praxisanleiter*in

Auswertung des 5. Praktikums am _____ (Termin in den letzten Einsatztagen)

Stellungnahme der*des Auszubildenden (positive/negative Aspekte)

_____
_____
_____
_____
_____
_____
_____
_____
_____

Stellungnahme der Praxisanleitung (positive/negative Aspekte)

_____
_____
_____
_____
_____
_____
_____
_____
_____

Beurteilung (entsprechend des Ausbildungsstandes) nach dem Schulnotensystem:

_____

Diese Note wurde gemäß dem *Durchschnitt* der für das 5. Praktikum relevanten Noten ermittelt. Hierzu *können* die *Gesamtnote* für die Kompetenzbereiche im 5. Praktikum (siehe S. 81) *und/oder* die *Gesamtnote* für die direkte Pflegeassistenz im 5. Praktikum (siehe S. 86) berücksichtigt werden.

Die Gesamtnote wurde mit der*dem Auszubildenden besprochen. Weicht die rechnerisch ermittelte Durchschnittsnote von der Gesamtbewertung der Praxisanleitung ab, kann diese die Note mit entsprechender Begründung in den schriftlichen Bemerkungen verändern.

_____   _____
Auszubildende*r   Bezeichnung der Praxiseinrichtung

_____   _____
Leiter*in der Praxiseinrichtung   Praxisanleiter*in

_____   _____
Stempel der Pflegeschule   Praxisbegleiter*in

Orientierungs- und Entwicklungsgespräch des 6. Praktikums

Orientierungsgespräch am: _____ (möglichst vor oder kurze Zeit nach Einsatzbeginn)
Stellungnahme der*des Auszubildenden: An welchen Inhalten pflegerischer Assistenzhandlungen soll gearbeitet werden?

_____
_____
_____
_____

Stellungnahme der Praxisanleitung: An welchen pflegerischen Assistenzhandlungen kann gearbeitet werden?

_____
_____
_____
_____

Vereinbarter Termin für das *Entwicklungsgespräch* am: _____

_____   _____
Auszubildende*r   Praxisanleiter*in

Entwicklungsgespräch am: _____ (Termin nach der ersten Hälfte des Einsatzes)
Gemeinsame Reflexion: Welche pflegerischen Assistenzhandlungen wurden geübt bzw. noch nicht geübt? Gibt es Probleme? Wie ist das Verhältnis zwischen Praxisanleiter*in und der/des Lernenden?

_____
_____
_____
_____

Vereinbarter Termin für das *Auswertungsgespräch* am: _____ (Termin in den letzten Einsatztagen)

_____   _____
Auszubildende*r   Praxisanleiter*in

Kompetenzkompass für das 6. Praktikum

Datum _____ Bereich _____

Kompetenzbereich: I. Pflegeprozess/-diagnostik (Die Praxisanleitung/-begleitung *kann* ihr Handzeichen hinter der Kompetenz eintragen, sobald diese umfassend reflektiert wurde. Zudem *kann* sie Feedbacksymbole* oder Noten auf einem separaten Blatt sammeln, um daraus einen Noten-Durchschnitt zu ermitteln.)	
»Grundprinzipien des Pflegekonzeptes am Einsatzort identifizieren«	
»beim Einsatz von Pflegeassessments assistierend unterstützen«	
»Mobilität und Selbstversorgung assistierend unterstützen und dokumentieren«	
»Gesundheitszustand und Ressourcen beobachten, ggf. Anpassung der Pflegeassistenz«	
»Vitalzeichen, Laborwerte und andere Faktoren systematisch erheben und interpretieren«	
»Gezielte Bewegungsförderung bei Transfers/Lagewechsel assistierend durchführen«	
»Hilfsmittel einsetzen, persönliche Gesunderhaltung, rückengerechtes Arbeit beachten«	
»Selbstpflegegewohnheiten (z. B. Haut-/Körperpflege, Ausscheidung, Schlaf, Ernährung) ansprechen, bewerten und pflegeprozessorientierte Präventionen/Prophylaxen ableiten«	
»assistierende Mitwirkung bei komplexen Problemlagen der Ernährung, Ausscheidung (z. B. Schluckstörung, Ablehnung von Essen/Trinken, künstliche Zu-/Ableitung, Harn/Stuhlinkontinenz)«	
»Personen nach einfachen operativen Eingriffe pflegeprozessorientiert assistierend versorgen«	
»bei der körperbezogenen Versorgung schwer pflegebedürftiger und wahrnehmungsbeeinträchtigter Personen assistierend mitarbeiten und die assistiven Interventionen fachlich begründen«	
»ressourcenunterstützende Orientierung und Selbstbestimmung (Autonomie) beachten«	
»Hygieneanforderungen umfassend beachten, Hygienehandeln organisieren und Unterschiede in den Versorgungsbereiche benennen, einordnen und begründen«	
»assistierende Durchführung einfacher ärztlich verordneter Maßnahmen der Diagnostik und Therapie mit geringem Risikopotenzial, z. B. Assistenz bei Wundversorgung, Assistenz bei Injektionen«	
»Sicherheitsrisiken erkennen; Patientensicherheit/Arbeitsschutz einordnen, klären und einsetzen«	
»sichere Begleitung bei Ortswechsel inner-/außerhalb der Einrichtung (z. B. Arztbesuch)«	
»Hinweise auf potenzielle Gewalteinwirkungen wahrnehmen und weiterleiten«	
»Menschen mit Behinderung Möglichkeiten der Kompensation und Teilhabe erschließen«	
»Informationen zur Lebenssituation/Pflegerelevanz persönlicher Informationen einschätzen«	
»Tagesablauf aus der Sicht der zu pflegenden Person wahrnehmen«	
»Stellenwert von Biografie und Lebensweltorientierung nachvollziehen und einbeziehen«	
»Lebens-/Entwicklungsphasen (hinsichtl. Aktueller Entwicklungsaufgaben/Krisen) einordnen«	
»Mitwirkung bei Begleitung von Menschen (und deren Bezugspersonen) am Lebensende«	
»Notfallsituationen erkennen und nach den Vorgaben des Notfallplans handeln«	
»in lebensbedrohlichen Situationen lebensrettende Sofortmaßnahmen einleiten/übernehmen«	
…	
…	
…	
Kompetenzbereich: II. Kommunikation und Beratung (Die Praxisanleitung/-begleitung *kann* ihr Handzeichen hinter der Kompetenz eintragen, sobald diese umfassend reflektiert wurde. Zudem *kann* sie Feedbacksymbole* oder Noten auf einem separaten Blatt sammeln, um daraus einen Noten-Durchschnitt zu ermitteln.)	
»Aufnahmegespräch nach Standard führen, dokumentieren und den Datenschutz beachten«	
»Non-Verbale Interaktion (v. a. Berührung) gezielt wahrnehmen, einsetzen u. reflektieren«	

»Orientierung und Handlungsplanung der zu pflegenden Person beobachten«	
»gesundheits-, alters- oder kulturbedingte Kommunikationsbarrieren erkennen und adäquat reagieren«	
»verständigungs- und situationsorientierte Gesprächsführung anwenden«	
»in der Beziehungsgestaltung die Relation von Nähe und Distanz berücksichtigen«	
»Empathie, Wertschätzung, Achtsamkeit und Kongruenz beachten«	
»Wertvorstellungen sowie eigene Haltungen erkennen, benennen und reflektieren«	
»Stimmungslagen/Emotionen der zu Pflegenden (z. B. »Angst, Traurigkeit, Einsamkeit) einbeziehen«	
»eigene Emotionen (z. B. gegenüber Schmerzen, Ängsten, fremdem Leid oder herausfordernden bzw. ablehnenden Verhaltensformen) im Team reflektieren«	
»professionelle Information und Anleitung der zu pflegenden Menschen und ihrer Bezugspersonen zu einfachen pflege-, medizin-, gesundheitsbezogenen und/oder sozialrechtlichen Themen«	
»Konflikte und Dilemmata erkennen und unterscheiden«	
»Pflegecharta, Ethikkodize, Religion, Kultur sowie ethnische Gewohnheiten respektieren«	
…	
…	
…	

Kompetenzbereich: III. Intra- und Interprofessionelles Handeln
(Die Praxisanleitung/-begleitung *kann* ihr Handzeichen hinter der Kompetenz eintragen, sobald diese umfassend reflektiert wurde. Zudem *kann* sie Feedbacksymbole* oder Noten auf einem separaten Blatt sammeln, um daraus einen Noten-Durchschnitt zu ermitteln.)

»über Organisationsstruktur (Leitbild, Hygieneprinzipien, Dienstplan, Zuständigkeiten) informiert sein«	
»Tages- und Arbeitsabläufe verschiedener Schichten nachvollziehen«	
»Übergabeinformationen aufnehmen und einbringen«	
»intra- /interprofessionelle Kooperationen (z. B. Familie, soziale Netzwerke, Beratung) fördern«	
»Angehörige in die assistierende pflegerische Versorgung einbeziehen«	
»interprofessionelle Konflikte oder Gewaltphänomene und Gesprächsbedarf erfassen und melden«	
»Gedanken/Hypothesen zur Lebenssituation der zu Pflegenden entwickeln/im Team austauschen«	
»Teilnahme an Fallbesprechungen im intra- und interdisziplinären Team«	
»Prozesse der kollegialen Beratung/der Supervision im Alltag des Pflegeteams erfahren«	
…	
…	
…	

Kompetenzbereich: IV. Gesetze und Leitlinien
(Die Praxisanleitung/-begleitung *kann* ihr Handzeichen hinter der Kompetenz eintragen, sobald diese umfassend reflektiert wurde. Zudem *kann* sie Feedbacksymbole* oder Noten auf einem separaten Blatt sammeln, um daraus einen Noten-Durchschnitt zu ermitteln.)

»den Beruf unter Aufsicht und Anleitung einer Pflegefachkraft ausüben«	
»Pflegequalität durch Unterstützung der Evaluation sicherstellen«	
»Ökonomische und ökologische Prinzipien beachten«	
»gesetzliche Vorgaben sowie ausbildungs- und berufsbezogene Rechte und Pflichten kennen«	
»über grundlegendes Wissen zur Gesetzgebung im Gesundheits- und Sozialsystem verfügen«	
…	
…	

Kompetenzbereich: V. Wissenschaft und Berufsethik (Die Praxisanleitung/-begleitung *kann* ihr Handzeichen hinter der Kompetenz eintragen, sobald diese umfassend reflektiert wurde. Zudem *kann* sie Feedbacksymbole* oder Noten auf einem separaten Blatt sammeln, um daraus einen Noten-Durchschnitt zu ermitteln.)	
»Pflegeassistenz an wissenschaftlichen Erkenntnissen (Forschungen, Theorien, Modellen) ausrichten«	
»eigene Gesundheitsförderung integrieren und reflektieren«	
»persönliche Gesunderhaltung berücksichtigen (z. B. Rückengerechtes Arbeiten)«	
»Aspekte der Unter-/Überforderung im Praxisfeld mit der Fachkraft besprechen«	
»eigene Belastungen in der Begegnung mit schweren Erkrankungen, Leid und Endlichkeit des Lebens und damit verbundene Erfahrungen im Beruf ansprechen«	
…	
…	
…	
Gesamtnote (Durchschnittswert) für die Kompetenzbereiche im 6. Praktikum:	

* Schulnoten oder Feedbacksymbole; Beurteilung durch Praxisbegleitung und die Praxisanleitung

Bemerkungen

_____ _____
Auszubildende*r   Praxisanleiter*in oder Praxisbegleiter*in

Kompetenzscheiben des 6. Praktikums

In der folgenden Tabelle ist in jeder Zeile eines der Feedbacksymbole (++ bis – bzw. ∅) anzukreuzen und zwar von der*dem *Auszubildenden als Selbsteinschätzung* mit einem blauen Stift sowie von der *Praxisanleitung als Fremdbeurteilung* mit einem roten Stift.

Fachkompetenz	Die*Der Auszubildende…	++	+	∅	–	– –
wählt adäquate Materialien für die Pflegeassistenz aus						
führt die Pflegeassistenz korrekt durch						
beachtet die Richtlinien der Hygiene						
beachtet die Arbeitssicherheit						
berichtet objektiv						
Mehrheitlich angekreuzte Feedbacksymbole der Fachkompetenz =						

Methodenkompetenz	Die/Der Auszubildende …	++	+	∅	–	– –
gestaltet den Arbeitsablauf und den Arbeitsplatz strukturiert						
verwendet Checklisten						
setzt Prioritäten						
unterscheidet nicht relevante von relevanten Informationen						
handhabt das Dokumentationssystem sicher						
Mehrheitlich angekreuzte Feedbacksymbole der Methodenkompetenz =						

Sozialkompetenz	Die/Der Auszubildende …	++	+	∅	–	– –
kommuniziert verständlich und nachvollziehbar						
beachtet die Schweigepflicht						
wahrt die Intimspähre, hält Nähe und Distanz im Gleichgewicht						
akzeptiert und übt konstruktive Kritik, zeigt Gesprächsbereitschaft						
trifft erforderliche Absprachen im Team						
Mehrheitlich angekreuzte Feedbacksymbole der Sozialkompetenz =						

Personalkompetenz	Die/Der Auszubildende …	++	+	∅	–	– –
kennt Handlungsgrenzen; wägt subjektive und objektive Daten ab						
tritt wertschätzend und respektvoll auf						
berücksichtigt biografische Daten						
akzeptiert Verhalten und Gefühle anderer						
passt die Pflegeassistenzhandlungen an die aktuelle Situation an						
Mehrheitlich angekreuzte Feedbacksymbole der Personalkompetenz =						

Am Ende des 5. Praktikums können dann die mehrheitlich angekreuzten ermittelten Feedbacksymbole der vier Einzelkompetenzen (unterteilt in Fach-, Methoden-, Sozial- und Personalkompetenz) jeweils in den entsprechenden Quadranten der Kompetenzscheibe markiert und miteinander verbunden werden. Dann werden die vier markierten Punkte miteinander verbunden (s. Beispiel im ▶ Kap. 5), sodass ein Kompetenz-Viereck entsteht. Je winziger es ist, desto ausgeprägter sind die erworbenen Kompetenzen der*des Auszubildenden. Dieses *tendenzielle Selbst- und Fremdfeedback* dient als erste Einschätzung und Rückmeldung. Es ist noch keine objektive Gesamtbewertung der praktischen Ausbildungsphase.

Selbsteinschätzung (vom Auszubildenden auszufüllen)

Fachkompetenz   Methodenkompetenz

− −
−
+
++

Personalkompetenz   Sozialkompetenz

Fremdbeurteilung (von der Praxisanleitung auszufüllen)

Fachkompetenz   Methodenkompetenz

− −
−
+
++

Personalkompetenz   Sozialkompetenz

_____   _____
Praxisanleiter*in   Praxisbegleiter*in

Beurteilung des 6. Praktikums

Datum _____ Bereich _____

1. Arbeitsweise	Der*Die Lernende …	1	2	3	4	5	6	Ø
	plant und organisiert sorgfältig							
	stellt klare und präzise Fragen							
	geht mit Störungen im Arbeitsablauf situationsgerecht um							
	arbeitet bewohner-/patientenorientiert							
	beachtet die Wirtschaftlichkeit im Umgang mit Material							
	ist bereit, neue Methoden und Materialien einzusehen							
	kennt und beachtet die Schweigepflicht							
	kann Neues auffassen							
	setzt erlerntes theoretisches Wissen in die Praxis um							
	ist in der Lage, sich auf die Arbeit zu konzentrieren							
	zeigt Interesse an der Tätigkeit							
2. Sozialverhalten/Verhalten im Team	Der*Die Lernende …	1	2	3	4	5	6	Ø
	akzeptiert konstruktive Kritik							
	ist zu produktiver Zusammenarbeit mit anderen fähig							
	übt konstruktive Kritik							
	beachtet die Anforderungen an die persönliche Hygiene							
	erkennt eigene Grenzen und kann damit umgehen							
3. Sozialpflegerische Fähigkeiten	Der*Die Lernende …	1	2	3	4	5	6	Ø
	erkennt seelische und soziale Bedürfnisse							
	zeigt Einfühlungsvermögen							
	erkennt soziale und psychische Veränderungen							
	berücksichtigt biografische Daten							
	kann Gruppen betreuen							
	fördert die Selbstständigkeit durch Aktivierung							
	fördert die Wahrnehmungsfähigkeit							
4. Kommunikation und Kontakt mit Menschen	Der*Die Lernende …	1	2	3	4	5	6	Ø
	baut Beziehungen zu Menschen auf							
	beachtet die Persönlichkeit des Menschen							
	spricht mit Mitarbeitern und den zu Pflegenden angemessen und verständlich							
	kann mit alten Menschen situationsadäquate Gespräche führen							
5. Assistenz bei der Umsetzung des Pflegeprozesses	Der*Die Lernende …	1	2	3	4	5	6	Ø
	sammelt gezielt Informationen aus vorhandenen Quellen							
	erfasst (mit Hilfe der Pflegefachkraft) Probleme und Ressourcen							
	unterstützt die Formulierung korrekter Nah- und Fernziele							
	plant assistierende Pflegemaßnahmen mit einer Pflegefachkraft fachlich richtig und vollständig							
	schreibt den Bericht über ihre Pflegeassistenz übersichtlich und sachlich korrekt							
	wertet die Pflege aus, überprüft deren Durchführung und Wirkung							

6. Fachliche Kenntnisse und Fertigkeiten Der*Die Lernende …							
a) Beobachtung	1	2	3	4	5	6	Ø
Hautzustand							
Schlaf-/Wachrhythmus							
Ess- und Trinkverhalten							
Ausscheidung (Stuhl, Urin, Schweiß, Erbrochenes …)							
b) Assistenz bei der Körperpflege und Kleidung	1	2	3	4	5	6	Ø
Hilfestellung bei der Ganzkörperwaschung							
Hilfestellung beim Duschen und Baden							
Baden mit Liftereinsatz							
Mundpflege/Prothesenpflege							
Hilfestellung beim An- und Auskleiden							
c) Fachliche Assistenz bei Prophylaxen	1	2	3	4	5	6	Ø
Intertrigo- und Dekubitusprophylaxe							
Thrombo-Embolie-Prophylaxe							
Kontrakturprophylaxe							
Pneumonieprophylaxe							
Soor- und Parotitisprophylaxe							
Aspirationsprophylaxe							
Obstipationsprophylaxe							
Dehydratationsprophylaxe							
Zystitisprophylaxe							
Schmerzprophylaxe							
Sturzprophylaxe							
Desorientierungsprophylaxe							
Deprivationsprophylaxe							
(Wund-)Infektionsprophylaxe							
d) Betten und Lagerung	1	2	3	4	5	6	Ø
Hygiene beim Betten							
Betten bettlägeriger Personen							
Oberkörperhochlagerung, Rücken- und Bauchlagerung							
Seitenlagerungen (30°-, 90°-Seitenlagerung)							
Notfalllagerungen (Antitrendlenburglagerung, …)							
Lagerung nach dem Bobath-Konzept							
e) Mobilisation	1	2	3	4	5	6	Ø
Durchführung von Transfers							
Rückengerechte Arbeitsweise							
Umgang mit dem Rollstuhl, Gehwagen, Rollator							
Umgang mit dem Lifter							
Unterstützung beim Gehen							
Motivation zur Mobilisation, Fördern der Eigenständigkeit							

f) Nahrungsaufnahme	1	2	3	4	5	6	Ø
mundgerechte, appetitliche Zubereitung der Mahlzeiten							
Geduld u. Einfühlungsvermögen beim Reichen der Mahlzeiten							
Kontrolle und Unterstützung des Schluckaktes							
korrekte Vorgehensweise bei der Flüssigkeitsbilanzierung							
7. Vitalzeichen und Blutzuckerkontrolle — Der*Die Lernende …	1	2	3	4	5	6	Ø
führt Vitalzeichen- und BZ-Kontrollen korrekt durch							
leitet bei abweichenden Werten entsprechende Maßnahmen ein							
8. Berichterstattung und Dokumentation — Der*Die Lernende …	1	2	3	4	5	6	Ø
nimmt aktiv an Übergaben und Teamsitzungen teil							
gibt Beobachtungen gezielt, sachlich und inhaltlich korrekt weiter							
dokumentiert Beobachtungen und Veränderungen							
9. Schaffen optimaler Voraussetzungen — Der*Die Lernende …	1	2	3	4	5	6	Ø
geht behutsam auf Patienten zu							
kennt mögliche Folgen von zu viel Nähe bzw. Distanz							
kennt die rechtliche Situation							
verarbeitet eventuelle eigene Ängste							
baut bestehende eigene Ängste ab							
10. Berichterstattung und Dokumentation — Der*Die Lernende …	1	2	3	4	5	6	Ø
nimmt aktiv an Übergaben und Teambesprechungen teil							
gibt Beobachtungen gezielt, sachlich und inhaltlich korrekt weiter							
hält Beobachtungen und Veränderungen im Dokumentationssystem fest							

Ø = keine Übungsmöglichkeit

Gesamtnote (Durchschnittswert) für die direkte Pflegeassistenz im 6. Praktikum:	

_____   _____

Auszubildende*r   Praxisanleiter*in

Auswertung des 6. Praktikums am _____ (Termin in den letzten Einsatztagen)

Stellungnahme der*des Auszubildenden (positive/negative Aspekte)

_____
_____
_____
_____
_____
_____
_____
_____
_____

Stellungnahme der Praxisanleitung (positive/negative Aspekte)

_____
_____
_____
_____
_____
_____
_____
_____
_____

Beurteilung (entsprechend des Ausbildungsstandes) nach dem Schulnotensystem:

_____

Diese Note wurde gemäß dem *Durchschnitt* der für das 6. Praktikum relevanten Noten ermittelt. Hierzu *können* die *Gesamtnote* für die Kompetenzbereiche im 6. Praktikum (siehe S. 91) *und/oder* die *Gesamtnote* für die direkte Pflegeassistenz im 6. Praktikum (siehe S. 96) berücksichtigt werden.
Die Gesamtnote wurde mit der*dem Auszubildenden besprochen. Weicht die rechnerisch ermittelte Durchschnittsnote von der Gesamtbewertung der Praxisanleitung ab, kann diese die Note mit entsprechender Begründung in den schriftlichen Bemerkungen verändern.

_____   _____
Auszubildende*r   Bezeichnung der Praxiseinrichtung

_____   _____
Leiter*in der Praxiseinrichtung   Praxisanleiter*in

_____   _____
Stempel der Pflegeschule   Praxisbegleiter*in

Weitere Fachbücher von Friedhelm Henke

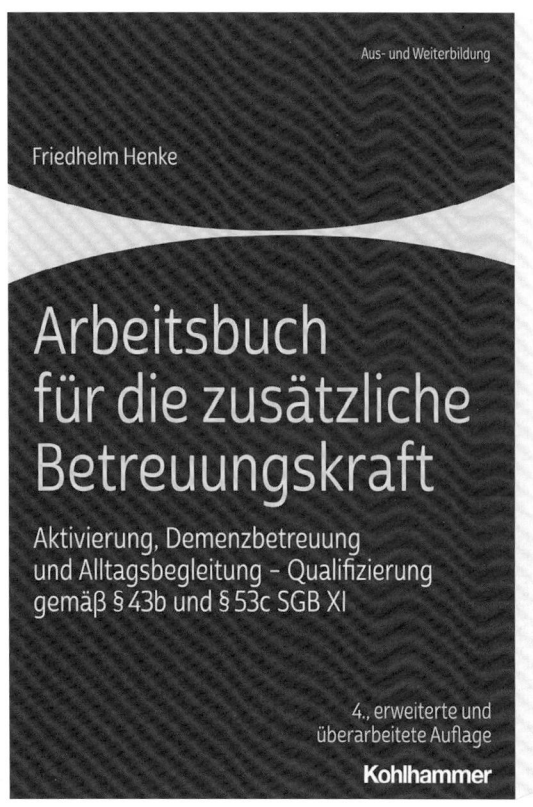

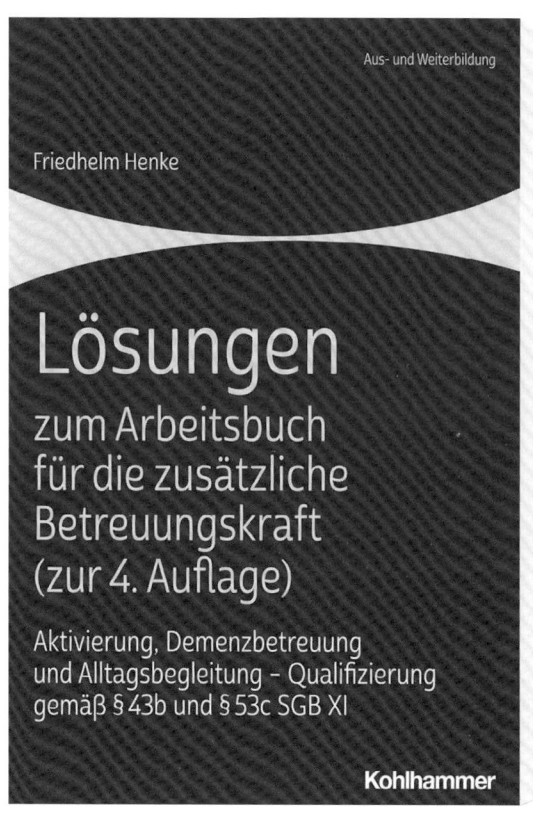

Friedhelm Henke
Arbeitsbuch für die zusätzliche Betreuungskraft

Aktivierung, Demenzbetreuung und Alltagsbegleitung - Qualifizierung gemäß § 43b und § 53c SGB XI

4., erweiterte und überarbeitete Auflage
2021. 152 Seiten, 35 Abb., 3 Tab. Kart. € 29,–
ISBN 978-3-17-039408-7

Abgestimmt auf die aktuellen Richtlinien der §§ 43b und 53c SGB XI bietet das Buch zu den drei Modulen der Qualifizierung zur Alltagsbegleitung relevante Inhalte in Arbeitsaufgaben. Es beginnt mit dem Basiskurs (Modul 1). Diesem folgen Arbeitshilfen für das Betreuungspraktikum (Modul 2), der Aufbaukurs (Modul 3) sowie der Fortbildungsnachweis. Die Aufgaben beziehen sich auf vorangestellte Lernsituationen. Mit Aktivierung und Zuwendung bieten zusätzliche Betreuungskräfte Personen mit Betreuungsbedarf besonders Wertschätzung und Lebensqualität. Menschen mit Demenz, geistiger Behinderung oder psychischen Erkrankungen ermöglichen sie damit den Austausch mit anderen Menschen und mehr Teilhabe am Leben. Neu in der 4. Auflage sind Aktualisierungen wie die Einführung der Pflegegrade, zusätzliche Entlastungs- und Betreuungsleistungen sowie zu individualisierende Textbausteine Formulierungshilfen zur Dokumentation der Betreuung für die SIS®-Themenfelder.

Friedhelm Henke
Lösungen zum Arbeitsbuch für die zusätzliche Betreuungskraft (zur 4. Auflage)

Aktivierung, Demenzbetreuung und Alltagsbegleitung - Qualifizierung gemäß § 43b und § 53c SGB XI

E-Book, 3. Auflage. 70 Seiten. € 5,99
ISBN 978-3-17-040085-6

Das Buch enthält Lösungen zu den Aufgaben sowie editierbare Arbeitshilfen zum Arbeitsbuch für die zusätzliche Betreuungskraft. Dies ist abgestimmt auf die aktuellen Richtlinien der §§ 43b und 53c SGB XI. Mit Aktivierung und Zuwendung bieten zusätzliche Betreuungskräfte Personen mit Betreuungsbedarf besonders Wertschätzung und Lebensqualität. Menschen mit Demenz, geistiger Behinderung oder psychischen Erkrankungen ermöglichen sie damit den Austausch mit anderen Menschen und mehr Teilhabe am Leben.

Leseproben und weitere Informationen
shop.kohlhammer.de

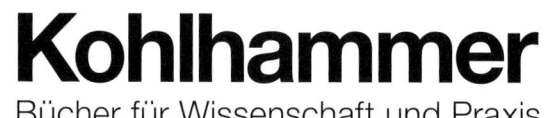
Bücher für Wissenschaft und Praxis

Weitere Fachbücher von Friedhelm Henke

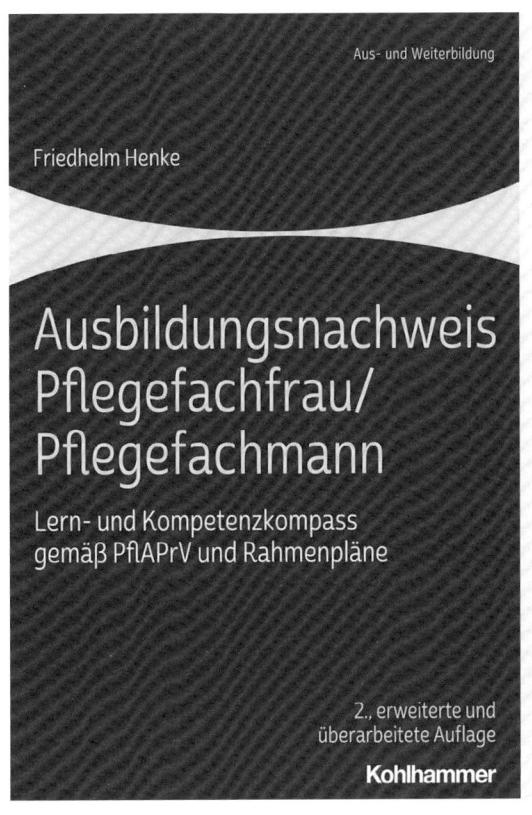
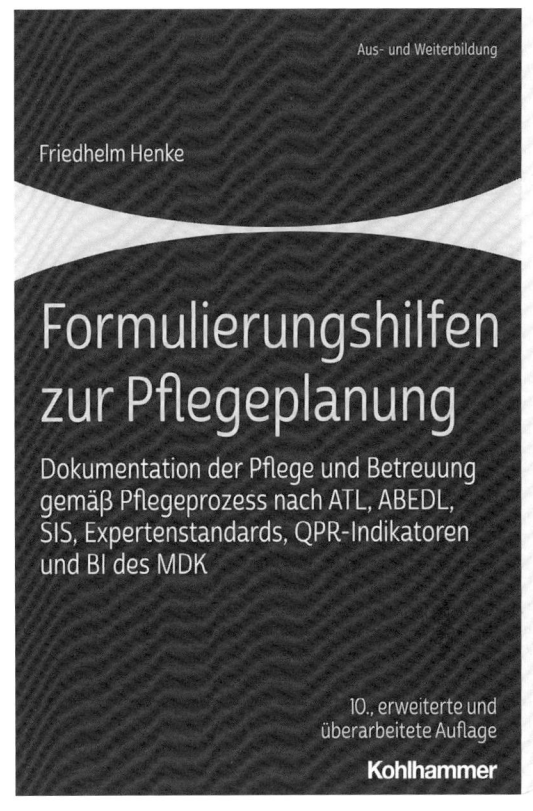

Friedhelm Henke
Ausbildungsnachweis Pflegefachfrau/Pflegefachmann

Lern- und Kompetenzkompass gemäß PflAPrV und Rahmenpläne

2. erweiterte und überarbeitete Auflage
2020. 110 Seiten, 32 Abb., 46 Tab. Kart. € 20,–
ISBN 978-3-17-039576-3

Das Nachweisheft bietet eine umfassende Dokumentationsvorlage für die generalistische Ausbildung zur Pflegefachfrau bzw. zum Pflegefachmann. Es ist bundesweit gültig und belegt die im § 5 des PflBG festgesetzten Kompetenzbereiche und Module. Nachgewiesen wird insbesondere die im § 17 der PflAPrV geforderte Benotung für vorgesehene Leistungen. Ein Lernkompass gewährleistet eine systematische Lernortkooperation von Theorie und Praxis und macht den aktuellen Ausbildungsstand sowie die Entwicklung der sukzessive gesteigerten Selbstreflexion, des zunehmenden Selbstvertrauens und der Professionalität der Auszubildenden deutlich.
Die 2. aktualisierte Auflage bezieht auch die nun vorliegenden Rahmenpläne ein. Neben der Bewertung nach Schulnotensystem können im Kompetenzkompass Feedbacksymbole verwendet, Kompetenzscheiben abgebildet und Beurteilungsbogen für einzelne Ausbildungsschwerpunkte genutzt werden

Friedhelm Henke
Formulierungshilfen zur Pflegeplanung

Dokumentation der Pflege und Betreuung gemäß Pflegeprozess nach ATL, ABEDL, SIS, Expertenstandards, QPR-Indikatoren und BI des MDK

10., erweiterte und überarbeitete Auflage
2021. 149 Seiten, 2 Abb., 15 Tab. Kart. € 22,–
ISBN 978-3-17-039414-8

Die Pflegeplanung ist im § 5 des Pflegeberufegesetzes (PflBG). Demnach soll eine Pflegefachkraft u.a. folgende Aufgaben selbstständig ausführen können: „Erhebung und Feststellung des individuellen Pflegebedarfs und Planung der Pflege", „Organisation, Gestaltung und Steuerung des Pflegeprozesses" sowie „Durchführung der Pflege und Dokumentation der angewendeten Maßnahmen". Die Ausbildungs- und Prüfungsverordnung für die Pflegeberufe (PflAPrV) umfasst im § 16 auch die praktische Planung der Pflege und die Evaluation des Pflegeprozesses sowie in § 35 ebenso für den schriftlichen Prüfungsteil die Planung, Organisation, Gestaltung, Steuerung und Durchführung von Pflegeprozessen. Auch das Pflegeversicherungsgesetzt bezieht sich im § 18 Abs. 5a SGB XI darauf, dass das Verfahren zur Feststellung der Pflegebedürftigkeit u.a. auch „eine individuelle Pflegeplanung" ermöglichen soll.

Leseproben und weitere Informationen
shop.kohlhammer.de

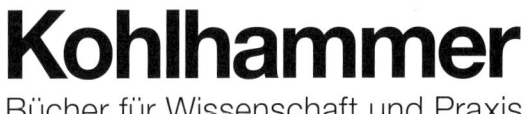

Weitere Fachbücher zur Pflege

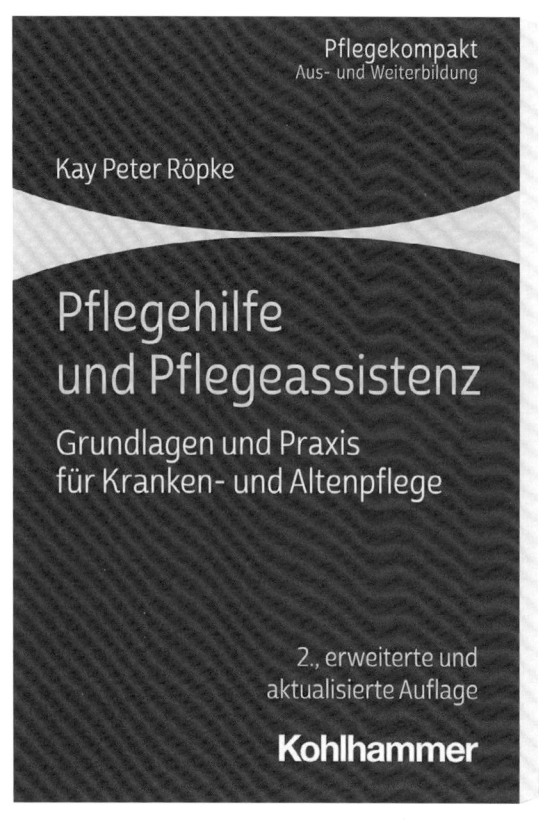

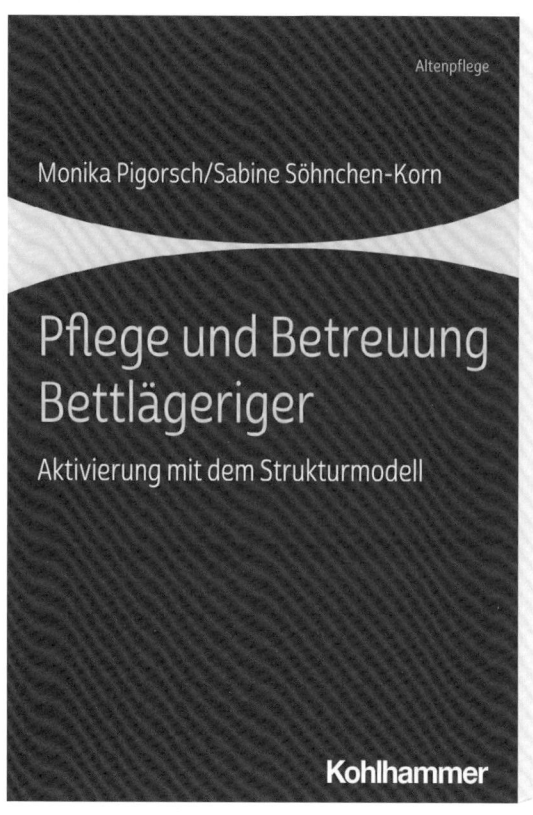

Kay Peter Röpke
Pflegehilfe und Pflegeassistenz
Grundlagen und Praxis für Kranken- und Altenpflege

*2., erweiterte und aktualisierte Auflage
2022. 353 Seiten, 4 Abb., 19 Tab. Kart. € 29,–
ISBN 978-3-17-041548-5*

Pflegekompakt

Umfassend, übersichtlich und leicht verständlich begleitet dieses Buch Pflegehelfer und Pflegeassistenten durch Ausbildung, Prüfungsvorbereitung und Berufsleben. Die Inhalte decken alle wichtigen Bereiche der Ausbildungspläne in den Helferberufen ab und können schnell und einfach nachgeschlagen werden. Der erste Teil behandelt Praxisthemen wie etwa die Patientenaufnahme, Krankenbeobachtung, Hygiene, Kommunikation und den Umgang mit Emotionen im Pflegealltag. Im zweiten Teil werden Grundlagen zur Anatomie und Physiologie des Körpers sowie Krankheiten und die dazugehörigen pflegerischen Maßnahmen erklärt. Für die zweite Auflage wurden die Inhalte aktualisiert.

Monika Pigorsch/Sabine Söhnchen-Korn
Pflege und Betreuung Bettlägeriger
Aktivierung mit dem Strukturmodell

*2021. 106 Seiten, 2 Abb. Kart. € 19,–
ISBN 978-3-17-039367-7*

Dieses Buch liefert in einem ersten Teil theoretische Hintergründe zu Bettlägerigkeit, stellt hilfreiche Konzepte und Methoden zum ganzheitlichen Umgang – auch mit dementiell veränderten Menschen – vor, gibt Anregungen zur Gestaltung des Lebensbereiches Bett und erläutert das neue Strukturmodell in übersichtlicher Form. In einem zweiten Teil werden über 60 konkrete Übungen zur Aktivierung am Bett dargestellt. Es werden Möglichkeiten aufgezeigt, wie Menschen, deren Lebensmittelpunkt das Bett ist, wieder teilweise selbstbestimmt und autonom handeln können. Weiterhin wird das Selbstbewusstsein erhalten und gefördert, damit es nicht zu apathischen und resignativen Verhaltensweisen kommt. Mit ein wenig Vorbereitung, Zeit und Geduld werden Betreuende, Pflegende und ehrenamtliche Mitarbeiter viel Freude bei sich selbst und den erkrankten Menschen wahrnehmen.

Leseproben und weitere Informationen
shop.kohlhammer.de

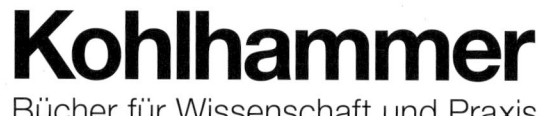